# Heerlijke Paleo 2023

Voedzame en Smakelijke Maaltijden voor een Gezond Lichaam

Anna de Vos

# Inhoudsopgave

Aziatische runder- en groentepuree .................................................. 10
Cedar Plank steaks met Aziatische toppings en coleslaw ................ 13
Gebakken tritip steaks met bloemkool peperonata ......................... 18
Gegrilde steaks au Poivre met champignonsaus en Dijon ............... 20
steaks ................................................................................................ 20
Duik 20
Gegrilde steaks met salsasalade en chipotle gekarameliseerde uien ........... 23
steaks ................................................................................................ 23
salade dressing ................................................................................. 23
gekarameliseerde uien ..................................................................... 24
Gegrilde ribeye met bieslook en knoflookboter .............................. 26
Ribeye salade met gegrilde bieten ................................................... 28
Koreaanse ribbetjes met gebakken gemberkool ............................. 30
Rundvlees shortribs met citrus en venkel Gremolata ..................... 33
RIB 33
Gebakken pompoen ......................................................................... 33
Gremolata ......................................................................................... 34
Vleespasteien op Zweedse wijze met mosterd-dille-komkommersalade ........ 36
Komkommer salade .......................................................................... 36
Vlees empanadas .............................................................................. 36
Gegrilde runderburgers met rucola en geroosterde wortelgroenten ........... 40
Gegrilde runderburgers met tomaten met sesamcoating ............... 43
Hamburger op een stokje met Baba Ghanoush dipsaus .................. 46
Gerookte gevulde paprika's ............................................................. 49
Bizonburger met cabernetui en rucola ............................................ 52
Bizon- en lamsgehakt met snijbiet en zoete aardappel ................... 55
Bizonballetjes met appel en krenten met courgette Pappardelle ... 58
noisette ............................................................................................. 58
Appel en krentensaus ....................................................................... 58
Courgette voor papparde ................................................................. 59
Bison Porcini Bolognese Met Geroosterde Knoflook Spaghetti Squash ........ 61

bizon chili con carne ............................................................................................................ 64
Marokkaans gekruide bizonsteaks met gegrilde citroenen ....................................... 66
Bison steak ingewreven met Herbes de Provence ..................................................... 68
In koffie gestoofde bizonribbetjes met mandarijngremolata en knolselderijpuree 70
Marinade .................................................................................................................... 70
Kok 70
bouillon van runderbotten ......................................................................................... 73
Tunesisch gekruide varkensschouder met pikante aardappelen ............................... 76
Varkensvlees ............................................................................................................... 76
Aardappelchips .......................................................................................................... 76
Cubaanse gegrilde varkensschouder .......................................................................... 79
Gekruid Italiaans varkensgebraad met groenten ....................................................... 82
Varkensvleesmol uit de slowcooker ............................................................................ 84
Stoofpotje van varkensvlees en pompoen met komijn .............................................. 87
Top entrecote gevuld met fruit met cognacsaus ........................................................ 89
Bak 89
brandewijn saus ......................................................................................................... 89
Geroosterd Varkensvlees Porchetta Stijl .................................................................... 92
Gestoofde varkensfilet met tomatillo ......................................................................... 95
Varkensfilet gevuld met abrikoos ............................................................................... 97
Gekruide varkensfilet met krokante knoflookolie ...................................................... 99
Indiaas gekruid varkensvlees met kokossaus ........................................................... 101
Varkensvlees scaloppini met appels en gekruide kastanjes ..................................... 102
Gewokte fajitas van varkensvlees ............................................................................. 105
Varkensfilet met portwijn en pruimen ..................................................................... 107
Varkenskopjes in Moo Shu-stijl bovenop salade en snel gemarineerde groenten. 109
ingemaakte groenten ............................................................................................... 109
Varkensvlees ............................................................................................................. 109
Varkenskarbonades met macadamianoten, salie, vijgen en zoete aardappelpuree
 ................................................................................................................................. 111
Rozemarijn-lavendel geroosterde karbonades met druiven en geroosterde
 walnoten .............................................................................................................. 113
Varkenskarbonades onder Fiorentina met geroosterde broccoli rabe .................... 115
Varkenskarbonades gevuld met escarole ................................................................. 118
Gerookte spareribs met dweilsaus van appel-mosterd ........................................... 122

RIB 122

Duik 122

Ovengebakken BBQ varkensribbetjes met verse ananassalade .................................. 125

pittige varkensstoofpot ................................. 127

Goulash ................................. 127

Kool 127

Italiaanse Worst Gehaktbal Marinara met gesneden venkel en geroosterde uien 129

noisette ................................. 129

Marineren ................................. 129

Courgettebootjes gevuld met varkensvlees met basilicum en pijnboompitten ...... 132

Ananascurry varkensnoedelkommen met kokosmelk en kruiden ................. 134

Pittige Gegrilde Varkensvlees Empanadas Met Pittige Komkommersalade ........... 137

Courgettepizza met zongedroogde tomatenpesto, paprika en Italiaanse worst .... 139

Lamsbout gerookt met citroen en koriander met gegrilde asperges ................. 142

Lam Hot Pot ................................. 145

Lamsstoofpotje met knolselderij ................................. 148

Lamskoteletjes met pittige granaatappel en dadelsaus ................. 150

Chutney ................................. 150

lamskoteletjes ................................. 150

Chimichurri lamskoteletjes met geroosterde radicchio-kool ................. 152

Lamskoteletjes belegd met eend en salie met wortel-zoete aardappelremoulade 154

Lamsburgers gevuld met rode pepers uit eigen tuin ................. 156

coulis van rode paprika ................................. 156

Hamburger ................................. 156

Lamsspiesjes met dubbele oregano en tzatzikisaus ................. 160

lams spiesjes ................................. 160

tzatziki-saus ................................. 160

Gegrilde kip met saffraan en citroen ................................. 162

Spatchcocked kip met jicamasalade ................................. 164

Kip 164

Koolsalade ................................. 164

Gegrilde kipfilet met wodka, wortel en tomatensaus ................. 167

Poulet Rôti en Rutabaga Frites ................................. 169

Drie champignons Coq au Vin met bieslook ................................. 171

Perzik brandewijn geglazuurde drumsticks ................................. 174

Perzik en cognac glazuur ............................................................................................. 174

In Chili gemarineerde kip met mango-meloensalade ........................................... 176

Kip    176

Salade ............................................................................................................................ 176

Tandoori stijl kippendijen met komkommerreepjes ............................................ 179

Kip    179

Komkommer streep .................................................................................................... 179

Kip kerrie stamppot met wortelgroenten, asperges en groene appel met munt .... 181

Paillardsalade van gegrilde kip met frambozen, rode biet en geroosterde amandelen ............................................................................................................. 183

Met broccoli gevulde kipfilets met verse tomatensaus en Caesarsalade ............ 186

Gegrilde kipshoarma wraps met gekruide groenten en pijnboompittensaus ... 189

Gebakken kipfilet met champignons, bloemkoolgehakt met knoflook en geroosterde asperges ........................................................................................... 191

Thaise Kippensoep ...................................................................................................... 193

Gegrilde kip met citroen en salie met escarole ...................................................... 195

Kip met lente-uitjes, waterkers en radijsjes ............................................................ 198

Kip tikka masala .......................................................................................................... 200

Ras el Hanout kippendijen ........................................................................................ 203

Carambola gemarineerde kippendijen bovenop gestoofde spinazie ................ 206

Stoofpotje van kip met worteltjes en paksoi ......................................................... 208

Gegrilde kip en salade van appel en andijvie ......................................................... 210

Toscaanse kippensoep met reepjes boerenkool .................................................... 212

Kip Larb ........................................................................................................................ 214

Kipburger met Szechwan cashewsaus .................................................................... 216

Szechwan cashewsaus ................................................................................................ 216

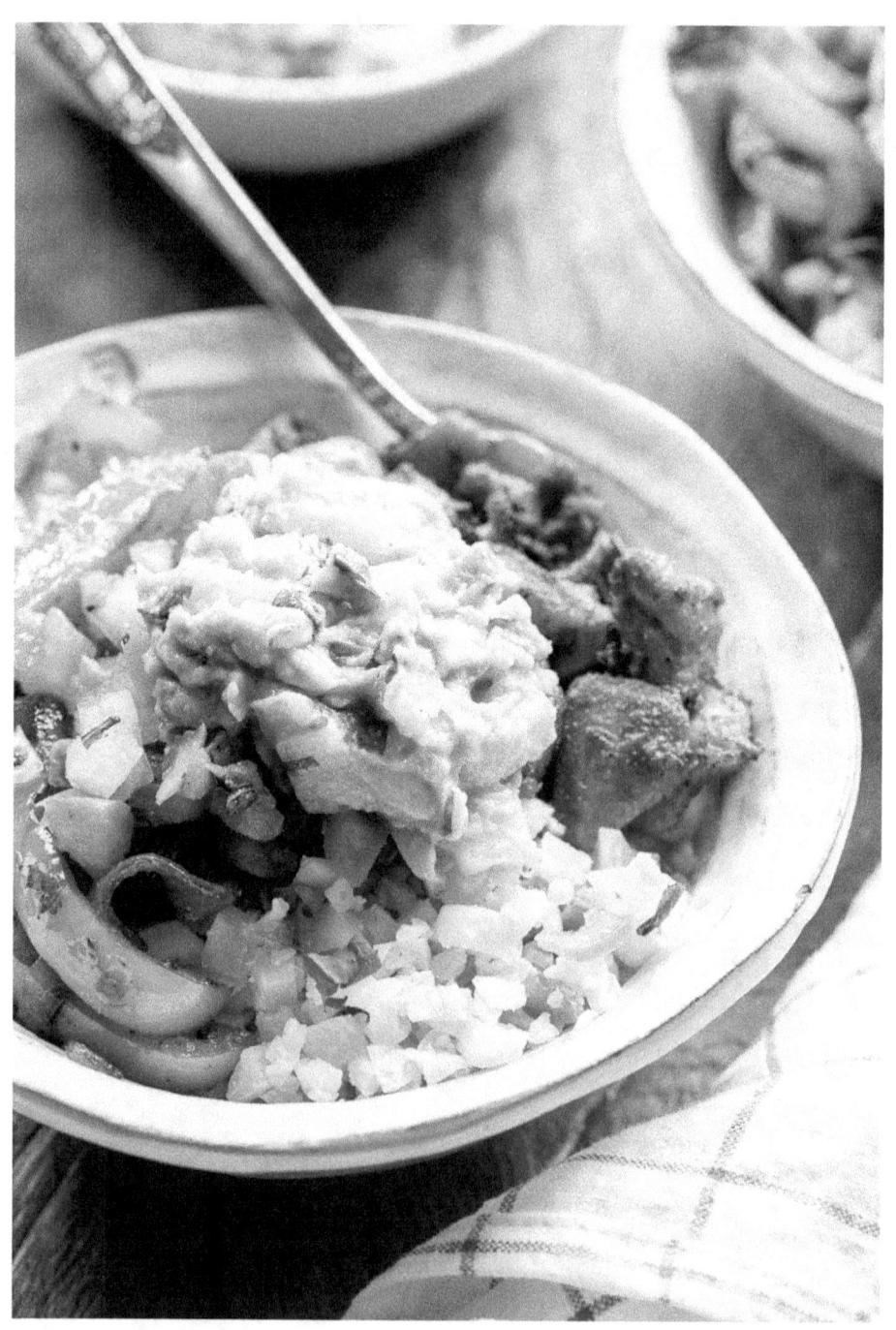

## AZIATISCHE RUNDER- EN GROENTEPUREE

LES:30 minuten Kooktijd: 15 minuten Opbrengst: 4 porties

FIVE SPICE POWDER IS EEN ZOUTVRIJ KRUIDENMENGSEL. VAAK GEBRUIKT IN DE CHINESE KEUKEN. HET BESTAAT UIT GELIJKE DELEN GEMALEN KANEEL, KRUIDNAGEL, VENKELZAAD, STERANIJS EN SZECHWAN-PEPER.

- 1½ pond lendenbiefstuk zonder been of ronde biefstuk zonder been, 2,5 cm dik gesneden
- 1½ theelepel vijfkruidenpoeder
- 3 eetlepels geraffineerde kokosolie
- 1 kleine rode ui, dun gesneden
- 1 klein bosje asperges (ongeveer 12 ons), bijgesneden en in stukken van 3 inch gesneden
- 1½ dl oranje en/of gele wortelen
- 4 teentjes knoflook, gehakt
- 1 theelepel fijn geraspte sinaasappelschil
- ¼ kopje vers sinaasappelsap
- ¼ kopje runderbottenbouillon (zie recept) of runderbouillon zonder toegevoegd zout
- ¼ kopje witte azijn
- ¼ tot ½ theelepel gemalen rode peper
- 8 kopjes geraspte Chinese kool
- ½ kopje geroosterde ongezouten amandelschijfjes of grof gehakte ongezouten cashewnoten (zie tips op pagina 57)

1. Vries het vlees desgewenst gedeeltelijk in om het makkelijker te kunnen snijden (ongeveer 20 minuten). Snijd het vlees in zeer dunne plakjes. Meng het rundvlees en vijfkruidenpoeder in een grote kom. Verhit 1 eetlepel kokosolie in een grote wok of extra grote koekenpan op middelhoog vuur. Voeg de helft van het vlees toe; kook en roer gedurende 3-5 minuten of tot ze bruin zijn. Doe het vlees in een kom. Herhaal met de rest van het vlees en nog een eetlepel olie. Doe het vlees in een kom met de rest van het gekookte vlees.

2. Voeg de resterende 1 eetlepel olie toe aan dezelfde wok. Voeg ui toe; breng aan de kook en roer gedurende 3 minuten. Voeg asperges en wortels toe; kook en roer gedurende 2-3 minuten of tot de groenten knapperig zacht zijn. Voeg knoflook toe; kook en roer nog 1 minuut.

3. Combineer voor de saus sinaasappelschil, sinaasappelsap, runderbouillon, azijn en gemalen rode peper in een kleine kom. Voeg de saus en al het vlees met zijn sappen toe aan de groenten in de wok in een kom. Kook en roer gedurende 1-2 minuten of tot het goed is opgewarmd. Breng de vleesgroenten met een schuimspaan over in een grote kom. Dek af om warm te blijven.

4. Kook de saus onafgedekt op middelhoog vuur gedurende 2 minuten. Voeg kool toe; kook en roer gedurende 1-2 minuten of tot de kool zacht wordt. Verdeel de kool- en soepsappen over vier borden.

Top gelijkmatig met het vleesmengsel. Walnoten erover strooien.

## CEDAR PLANK STEAKS MET AZIATISCHE TOPPINGS EN COLESLAW

WASTAFEL:1 uur Voorbereiding: 40 minuten Grill: 13 minuten Rusten: 10 minuten Opbrengst: 4 porties.

CHINESE KOOL WORDT SOMS CHINESE KOOL GENOEMD.HET HEEFT PRACHTIGE GERIMPELDE CRÈMEKLEURIGE BLADEREN MET FEL GEELGROENE UITEINDEN. HET HEEFT EEN DELICATE, ZACHTE SMAAK EN TEXTUUR, HEEL ANDERS DAN DE WASACHTIGE BLADEREN VAN KOOL, EN IS VERRASSEND NATUURLIJK IN GERECHTEN IN AZIATISCHE STIJL.

- 1 grote cederhouten plank
- ¼ ounce gedroogde shiitake-paddenstoelen
- ¼ kopje walnotenolie
- 2 theelepels gemalen verse gember
- 2 tl gemalen rode peper
- 1 theelepel gemalen Szechwan-peper
- ¼ theelepel vijfkruidenpoeder
- 4 teentjes knoflook, gehakt
- 4 4- tot 5-ounce ossenhaas, gesneden ¾- tot 1-inch dik
- Aziatische kool (zie recept, onderstaand)

1. Plaats de grillplank in het water; afvallen en minimaal 1 uur weken.

2. Giet ondertussen voor de Aziatische topping kokend water over de gedroogde shiitake paddenstoelen in een kleine kom; laat het 20 minuten zitten om te

smelten. Giet de champignons af en doe ze in een keukenmachine. Voeg de arachideolie, gember, geplette rode peper, Sichuan-peperkorrels, vijfkruidenpoeder en knoflook toe. Dek af en verwerk totdat de champignons zijn gehakt en de ingrediënten zijn gecombineerd; Opzij zetten.

3. Maak de grillplaat leeg. Plaats voor een houtskoolgrill de kolen op middelhoog vuur rond de omtrek van de grill. Plaats het bord op de grill direct boven de kolen. Dek af en gril 3-5 minuten of tot de grill begint te knetteren en te roken. Leg de steaks op de grill direct boven de hete kolen; grill gedurende 3-4 minuten of tot ze verkoold zijn. Leg de steaks op een bord met de bruine kant naar boven. Plaats de plank in het midden van de grill. Verdeel de Aziatische saus tussen de steaks. Dek af en gril gedurende 10 tot 12 minuten of tot een direct afleesbare thermometer die horizontaal in het gebraad is gestoken 130 ° F aangeeft. (Gasgrill Verhit de grill. Zet het vuur laag tot middelhoog. Leg de uitgelekte plank op het rooster; dek af en gril 3-5 minuten of tot de plank begint te knetteren en te roken. Leg de filets op de grill gedurende 3-4 minuten of tot de filets op de plank liggen. , bruine kant naar boven. Plaats rekken voor indirect koken; plaats het bord met de filet op de gedoofde brander. Verdeel de spread over de steaks. Dek af en gril 10 tot 12 minuten of tot een direct afleesbare thermometer die horizontaal in de filets is gestoken 130 ° F aangeeft.) Stel rek in voor indirect koken; plaats het bord met de filet op de gedoofde brander. Verdeel de spread over de steaks. Dek af en

gril 10 tot 12 minuten of tot een direct afleesbare thermometer die horizontaal in de filets is gestoken 130 ° F aangeeft.) Stel rek in voor indirect koken; plaats het bord met de filet op de gedoofde brander. Verdeel de spread over de steaks. Dek af en gril gedurende 10 tot 12 minuten of tot een direct afleesbare thermometer die horizontaal in de filets is gestoken 130 ° F aangeeft. ) Dek af en gril gedurende 10 tot 12 minuten of tot een direct afleesbare thermometer die horizontaal in de filets is gestoken 130 ° F aangeeft.) Stel rek in voor indirect koken; plaats het bord met de filet op de gedoofde brander. Verdeel de spread over de steaks. Dek af en gril 10 tot 12 minuten of tot een direct afleesbare thermometer die horizontaal in de filets is gestoken 130 ° F aangeeft.) Stel rek in voor indirect koken; plaats het bord met de filet op de gedoofde brander. Verdeel de spread over de steaks. Dek af en gril gedurende 10 tot 12 minuten of totdat een direct afleesbare thermometer die horizontaal in de filets is gestoken 130 ° F aangeeft.) Dek af en grill gedurende 10 tot 12 minuten of totdat een direct afleesbare thermometer die horizontaal in de filets is gestoken 130 ° F aangeeft . ) Stel de grill in op indirect koken; plaats het bord met de filet op de gedoofde brander. Verdeel de spread over de steaks. Dek af en gril 10 tot 12 minuten of tot een direct afleesbare thermometer die horizontaal in de filets is gestoken 130 ° F aangeeft.) Stel rek in voor indirect koken; plaats het bord met de filet op de gedoofde brander. Verdeel de spread over de steaks. Dek af en gril gedurende 10 tot 12 minuten of totdat een direct afleesbare thermometer die horizontaal in de filets is gestoken 130 ° F aangeeft.) Dek af en grill gedurende 10 tot 12 minuten of totdat een direct afleesbare thermometer die horizontaal in de filets is gestoken 130 ° F aangeeft . ) Stel de grill in op indirect koken; plaats het bord met de filet op de gedoofde brander. Verdeel de spread over de steaks. Dek af en gril gedurende 10 tot 12 minuten of tot een direct afleesbare thermometer die horizontaal in de filets is gestoken 130 ° F aangeeft. ) Dek af en gril gedurende 10 tot 12 minuten of tot een direct afleesbare thermometer die horizontaal in de filets is gestoken 130 ° F aangeeft.) Stel rek in voor indirect koken; plaats het bord met de filet op de gedoofde brander. Verdeel de spread over de steaks. Dek af en gril gedurende 10 tot 12 minuten of tot een direct afleesbare thermometer die horizontaal in de filets is gestoken 130 ° F aangeeft.)

4. Haal de steaks van de grill. Bedek steaks losjes met folie; laat 10 minuten rusten. Snijd de steaks in plakken van ½ cm dik. Serveer de steak met een Aziatische salade.

Aziatische salade: gooi in een grote kom 1 middelgrote boerenkool, in dunne plakjes; 1 kopje fijngesneden rode kool; 2 wortelen, geschild en gesneden; 1 rode of gele paprika, klokhuis verwijderd en zeer dun gesneden; 4 lente-uitjes, fijngesneden; 1-2 serranopepers, zonder zaadjes en fijngesneden (zie<u>karig</u>); 2 eetlepels gehakte koriander; en 2 eetlepels gemalen munt. Meng voor de saus 3 eetlepels vers citroensap, 1 eetlepel geraspte verse gember, 1 fijngehakt teentje knoflook en ⅛ theelepel vijfkruidenpoeder in een keukenmachine of blender. Dek af en verwerk tot een gladde massa. Voeg, terwijl de processor draait, geleidelijk ½ kopje walnotenolie toe en verwerk tot een gladde massa. Voeg 1 in dunne ringen gesneden bosui toe aan de saus. Giet over de salade en gooi om te coaten.

## GEBAKKEN TRITIP STEAKS MET BLOEMKOOL PEPERONATA

LES:25 minuten Kooktijd: 25 minuten Opbrengst: 2 porties

PEPERONATA IS TRADITIONEEL EEN LANGZAAM GEROOSTERDE RAGU.PAPRIKA MET UIEN, KNOFLOOK EN KRUIDEN. DEZE GEFRITUURDE VERSIE, HARTIGER MET BLOEMKOOL, WERKT ZOWEL ALS BIJGERECHT ALS BIJGERECHT.

- 2 4- tot 6-ounce tri-tip steaks, gesneden ¾ tot 1 inch dik
- ¾ tl zwarte peper
- 2 eetlepels extra vergine olijfolie
- 2 rode en/of gele paprika's, ontpit en in plakjes
- 1 dun gesneden sjalot
- 1 theelepel mediterrane kruiden (zie<u>recept</u>)
- 2 dl kleine bloemkoolroosjes
- 2 eetlepels balsamicoazijn
- 2 theelepels verse tijm, in reepjes gesneden

1. Dep de steaks droog met keukenpapier. Strooi ¼ theelepel zwarte peper over de filets. Verhit 1 eetlepel olie in een grote pan op middelhoog vuur. Leg de filets in de pan; zet het vuur laag tot medium. Bak steaks gedurende 6-9 minuten op middelhoog vuur (145°F), keer ze af en toe. (Als het vlees te snel bruint, zet het vuur dan lager.) Haal de filets uit de pan; dek losjes af met folie om warm te blijven.

2. Voeg voor de peperonata de resterende 1 eetlepel olie toe aan de pan. Paprika en sjalotjes toevoegen. Bestrooi met mediterrane kruiden. Kook op

middelhoog vuur gedurende ongeveer 5 minuten of tot de paprika's zacht zijn geworden, af en toe roerend. Voeg bloemkool, balsamicoazijn, tijm en resterende ½ theelepel zwarte peper toe. Dek af en kook gedurende 10-15 minuten of tot de bloemkool zacht is, af en toe roeren. Doe de filets terug in de pan. Giet het peperonatamengsel over de filets. Serveer onmiddellijk.

# GEGRILDE STEAKS AU POIVRE MET CHAMPIGNONSAUS EN DIJON

LES:15 minuten Kooktijd: 20 minuten Opbrengst: 4 porties

DEZE FRANS GEÏNSPIREERDE BIEFSTUK MET CHAMPIGNONSAUSHET KAN IN IETS MEER DAN 30 MINUTEN OP TAFEL STAAN, WAARDOOR HET EEN UITSTEKENDE OPTIE IS VOOR EEN SNELLE DOORDEWEEKSE MAALTIJD.

### STEAKS
- 3 eetlepels extra vergine olijfolie
- 1 kilo asperges, gesneden
- 4 6-ounce steaks (biefstuk zonder been) *
- 2 eetlepels verse rozemarijn in reepjes gesneden
- 1½ tl gemalen zwarte peper

### DUIK
- 8 ons gesneden verse champignons
- 2 geperste knoflookteentjes
- ½ kopje runderbottenbouillon (zie<u>recept</u>)
- ¼ kopje droge witte wijn
- 1 eetlepel Dijon-stijl mosterd (zie<u>recept</u>)

1. Verhit 1 eetlepel olie in een grote koekenpan op middelhoog vuur. Asperges toevoegen; kook 8-10 minuten of tot ze krokant zijn, draai de stelen af en toe om verbranden te voorkomen. Leg de asperges op een bord; Dek af met aluminiumfolie om warm te blijven.

2. Bestrooi de filets met rozemarijn en peper; wrijf met de vingers. Verhit de resterende 2 eetlepels olie op middelhoog vuur in dezelfde pan. Meer filets; zet het vuur laag tot medium. Kook gedurende 8-12 minuten op middelhoog vuur (145°F), draai het vlees af en toe. (Als het vlees te snel bruint, zet het vuur dan lager.) Haal het vlees uit de pan en bewaar het vet. Bedek de filets losjes met aluminiumfolie om ze warm te houden.

3. Voeg voor de saus de champignons en knoflook toe aan het vet in de pan; kook tot het gaar is, af en toe roerend. Voeg bouillon, wijn en mosterd in Dijon-stijl toe. Kook op middelhoog vuur en schraap alle gebruinde stukjes op de bodem van de pan. Waterkokers; bak nog 1 minuut.

4. Verdeel de asperges over vier platte borden. Top met filets; giet de saus over de filets.

*Opmerking: als je geen platte pasteitjes van 6 oz kunt vinden, koop dan twee pasteitjes van 8-12 oz en snijd ze doormidden om vier pasteitjes te maken.

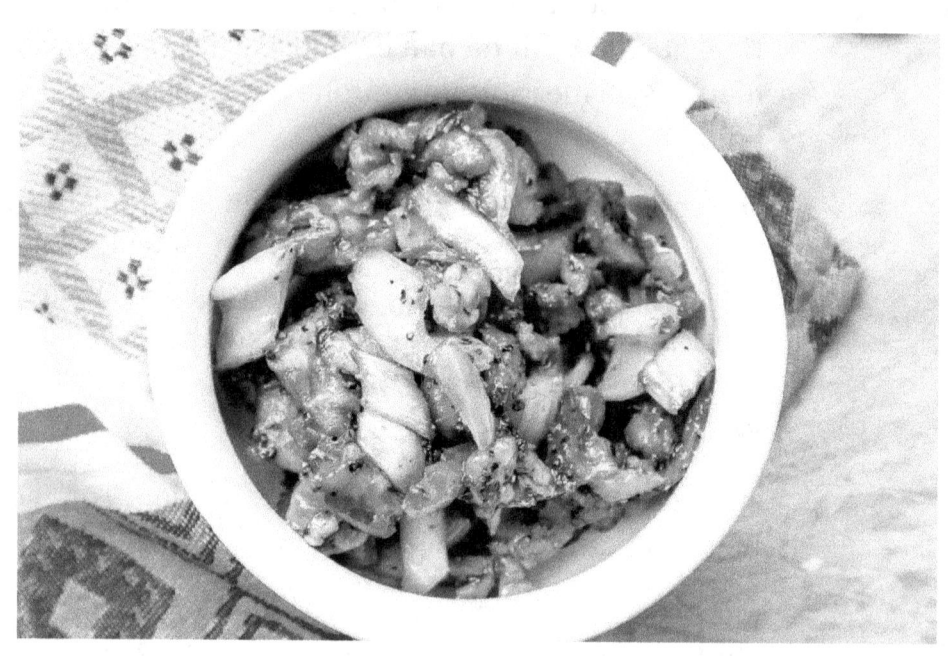

# GEGRILDE STEAKS MET SALSASALADE EN CHIPOTLE GEKARAMELISEERDE UIEN

LES:30 minuten Marineren: 2 uur Bakken: 20 minuten Koelen: 20 minuten Grillen: 45 minuten Opbrengst: 4 porties

GEGRILDE STEAK IS RELATIEF NIEUW.CHIRURGIE IS PAS EEN PAAR JAAR GELEDEN ONTWIKKELD. GESNEDEN UIT HET ZOUTE DEEL VAN DE PLACENTA NABIJ HET SCHOUDERBLAD, IS HET VERRASSEND MALS EN SMAAKT HET VEEL DUURDER DAN HET IS, WAT WAARSCHIJNLIJK DE SNELLE STIJGING IN POPULARITEIT VERKLAART.

STEAKS
- ⅓ kopje vers limoensap
- ¼ kopje extra vergine olijfolie
- ¼ kopje grof gesneden koriander
- 5 fijngehakte teentjes knoflook
- 4 6-ounce pasteitjes (vleespasteitjes zonder botten)

SALADE DRESSING
- 1 komkommer (Engels) klokhuis (eventueel geschild), in blokjes gesneden
- 1 kopje in vieren gesneden druiventomaten
- ½ kopje gehakte rode ui
- ½ kopje grof gesneden koriander
- 1 poblano peper, ontpit en in blokjes (ziekarig)
- 1 jalapeño, klokhuis verwijderd en fijngehakt (ziekarig)
- 3 eetlepels vers citroensap
- 2 eetlepels extra vergine olijfolie

## GEKARAMELISEERDE UIEN

2 eetlepels extra vergine olijfolie

2 grote zoete uien (zoals Maui, Vidalia, Texas Sweet of Walla Walla)

½ theelepel gemalen chipotle chili

1. Leg de steaks voor de steaks in een hersluitbare plastic zak in een ondiepe schaal; Opzij zetten. Meng in een kleine kom citroensap, olie, koriander en knoflook; giet over in zakken gesneden filets. Sluit de zak; keren om te kloppen Laat 2 uur in de koelkast marineren.

2. Combineer voor de salade komkommer, tomaten, ui, koriander, poblano en jalapeño in een grote kom. Roer om te combineren. Meng voor de saus citroensap en olijfolie in een kleine kom. Sprenkel saus over groenten; gooi een jas in. Dek af en zet in de koelkast tot serveren.

3. Verwarm voor de uien de oven voor op 200 ° F. Bestrijk de binnenkant van de braadpan met een beetje olijfolie; Opzij zetten. Halveer de ui in de lengte, verwijder de schil en snijd vervolgens overdwars in plakken van ¼ inch dik. Meng in een Nederlandse oven de resterende olijfolie, ui en chipotle peper. Dek af en bak gedurende 20 minuten. Open en laat ongeveer 20 minuten afkoelen.

4. Doe de afgekoelde ui in een bakzak of wikkel de ui in dubbeldik folie. Prik op verschillende plaatsen met een satéprikker in de bovenkant van de folie.

5. Plaats voor een houtskoolgrill de houtskool op middelhoog vuur rond de omtrek van de grill.

Probeer middelhoog vuur boven het midden van de grill. Plaats het pakket in het midden van het rooster. Dek af en gril ongeveer 45 minuten of tot de uien zacht en goudbruin zijn. (Op een gasgrill, verwarm de grill voor. Zet het vuur laag tot medium. Zet indirect koken aan. Plaats het pakket op de brander die is uitgeschakeld. Dek af en grill zoals aangegeven.)

6. Haal de filets uit de marinade; gooi de marinade weg. Voor een houtskool- of gasgrill plaatst u de steaks direct op de grill op middelhoog vuur. Dek af en gril 8 tot 10 minuten, of tot een direct afleesbare thermometer die horizontaal in het gebraad is gestoken, 135 ° F aangeeft en één keer draait. Leg de filets op een bord, dek losjes af met folie en laat 10 minuten rusten.

7. Verdeel de salsa over vier borden om te serveren. Leg op elk bord een filet en bestrooi royaal met gekarameliseerde uien. Serveer onmiddellijk.

Bereidingsinstructies: Salsasalade kan tot 4 uur voor het opdienen worden gemaakt en in de koelkast worden bewaard.

## GEGRILDE RIBEYE MET BIESLOOK EN KNOFLOOKBOTER

LES:10 minuten koken: 12 minuten koelen: 30 minuten grillen: 11 minuten bereiden: 4 porties

DE HITTE VAN VERS GEGRILDE STEAKS SMELTGEKARAMELISEERDE UIEN, KNOFLOOK EN KRUIDEN GESUSPENDEERD IN EEN RIJKELIJK GEKRUID MENGSEL VAN KOKOSOLIE EN OLIJFOLIE.

- 2 eetlepels ongeraffineerde kokosolie
- 1 kleine ui, gehalveerd en heel dun gesneden (ongeveer ¾ kopje)
- 1 teentje knoflook, zeer dun gesneden
- 2 eetlepels extra vergine olijfolie
- 1 eetlepel verse peterselie in reepjes gesneden
- 2 theelepels gehakte verse tijm, rozemarijn en/of oregano
- 4 8- tot 10-ounce beef ribeye steaks, gesneden 1-inch dik
- ½ tl versgemalen zwarte peper

1. Smelt de kokosolie op laag vuur in een middelgrote koekenpan. Voeg ui toe; kook gedurende 10-15 minuten of tot licht gekleurd, af en toe roerend. Voeg knoflook toe; kook 2-3 minuten langer of tot de uien goudbruin zijn, af en toe roeren.

2. Doe het uienmengsel in een kleine kom. Voeg olijfolie, peterselie en tijm toe. Koel, onafgedekt, 30 minuten of tot het mengsel stevig genoeg is om een heuvel te vormen wanneer het wordt verwijderd, af en toe roerend.

3. Bestrooi ondertussen de filets met peper. Voor een houtskool- of gasgrill plaatst u de steaks direct op de grill op middelhoog vuur. Dek af en gril gedurende 11-15 minuten voor medium-rare (145°F) of 14-18 minuten voor medium (160°F), keer halverwege het grillen een keer.

4. Leg elke filet op een serveerschaal om te serveren. Schep het uienmengsel onmiddellijk gelijkmatig over de filets.

## RIBEYE SALADE MET GEGRILDE BIETEN

LES:20 minuten grillen: 55 minuten rusten: 5 minuten
Opbrengst: 4 porties

DE AARDSE SMAAK VAN RODE BIET COMBINEERT HEERLIJKZOETHEID VAN SINAASAPPELS EN GEROOSTERDE WALNOTEN GEVEN DEZE STARTERSALADE CRUNCH, PERFECT OM BUITEN TE ETEN OP EEN WARME ZOMERAVOND.

- 1 pond medium gouden en / of bieten, gewassen, getrimd en in plakjes
- 1 kleine ui, dun gesneden
- 2 takjes verse tijm
- 1 eetlepel extra vergine olijfolie
- grond zwarte peper
- 2 8-ounce ribeye steaks zonder been, gesneden ¾-inch dik
- 2 teentjes knoflook, gehalveerd
- 2 eetlepels mediterrane kruiden (zie recept)
- 6 dl gemengde salade
- 2 sinaasappels, geschild, in plakjes en grof gehakt
- ½ kopje gehakte walnoten, geroosterd (zie karig)
- ½ kopje lichte citrusvinaigrette (zie recept)

1. Doe de bietentakken, ui en tijm in een foliepan. Besprenkel met olie en roer om te combineren; bestrooi licht met gemalen zwarte peper. Voor een houtskool- of gasbarbecue plaatst u de pan in het midden van de grill. Dek af en grill gedurende 55-60

minuten of tot ze zacht zijn als ze met een mes worden doorboord, af en toe roerend.

2. Wrijf ondertussen de gesneden kanten van de knoflook aan beide kanten van de filets; bestrooi met mediterrane kruiden.

3. Verplaats de bieten naar het midden van de grill om plaats te bieden aan de steaks. Leg de steaks direct op de grill op middelhoog vuur. Dek af en gril gedurende 11-15 minuten voor medium-rare (145°F) of 14-18 minuten voor medium (160°F), keer halverwege het grillen een keer. Verwijder de foliepan en de filets van de grill. Laat de filets 5 minuten rusten. Gooi de takjes tijm uit de foliepan.

4. Snijd de biefstuk diagonaal in hapklare stukjes. Verdeel de groenten over vier borden. Top met gesneden biefstuk, bieten, uienplakken, gehakte sinaasappels en walnoten. Besprenkel met de heldere citrusvinaigrette.

## KOREAANSE RIBBETJES MET GEBAKKEN GEMBERKOOL

LES: Voorbereiding 50 minuten: Bakken 25 minuten: Koelen 10 uur: Overnachting Opbrengst: 4 porties

BEVESTIG HET DEKSEL OP UW DUTCH OVENHIJ PAST GOED ZODAT HET KOOKVOCHT TIJDENS EEN ZEER LANGE KOOKTIJD NIET VERDAMPT UIT DE OPENING TUSSEN HET DEKSEL EN DE PAN.

- 1 ons gedroogde shiitake-paddenstoelen
- 1½ dl gesneden bieslook
- 1 Aziatische peer, geschild, klokhuis verwijderd en in stukjes gesneden
- 1 3-inch stuk verse gember, geschild en fijngehakt
- 1 serranopeper, gehakt (eventueel zaden) (zie karig)
- 5 teentjes knoflook
- 1 eetlepel geraffineerde kokosolie
- 5 kilo rundvlees met botten
- vers gemalen zwarte peper
- 4 kopjes runderbottenbouillon (zie recept) of runderbouillon zonder toegevoegd zout
- 2 kopjes gesneden verse shiitake-paddenstoelen
- 1 eetlepel fijn geraspte sinaasappelschil
- ⅓ kopje vers sap
- Gefrituurde gemberkom (zie recept, onderstaand)
- Fijn geraspte sinaasappelschil (optioneel)

1. Verwarm de oven voor op 325 ° F. Plaats gedroogde shiitake-paddenstoelen in een kleine kom; voeg voldoende kokend water toe om onder te staan. Laat

ongeveer 30 minuten zitten of tot het gehydrateerd en glad is. Giet af, bewaar het weekvocht. Hak de champignon fijn. Doe de champignons in een kleine kom; dek af en zet in de koelkast tot gebruik in stap 4. Leg de champignons en het vocht opzij.

2. Combineer voor de saus de bosui, Aziatische peer, gember, serrano, knoflook en het achtergehouden champignonweekvocht in een keukenmachine. Dek af en verwerk tot een gladde massa. Zet de saus opzij.

3. Verhit de kokosolie in een steelpan van 6 liter op middelhoog vuur. Bestrooi de spareribs met versgemalen zwarte peper. Bak de ribben in porties in hete kokosolie gedurende ongeveer 10 minuten of tot ze aan alle kanten mooi bruin zijn, draai ze halverwege het koken om. Doe alle ribben terug in de pot; voeg saus en bouillon toe. Bedek de braadpan met een luchtdicht deksel. Bak ongeveer 10 uur of tot het vlees heel mals is en van het bot valt.

4. Haal de ribben voorzichtig uit de saus. Doe de ribben en saus in aparte kommen. Dek af en zet een nacht in de koelkast. Als de saus is afgekoeld, schept u het vet van het oppervlak van de saus en gooit u het weg. Breng de saus op hoog vuur aan de kook; voeg de gehydrateerde champignons uit stap 1 en de verse champignons toe. Laat 10 minuten langzaam koken om de saus te verminderen en de smaken te versterken. Leg de ribben terug in de saus; kook tot het erdoorheen is verwarmd. Voeg 1 eetlepel sinaasappelschil en sinaasappelsap toe. Serveer met

gebakken gemberschotel. Strooi er desgewenst sinaasappelschil over.

Fried Ginger Bowl: Verhit 1 eetlepel geraffineerde kokosolie in een grote koekenpan op middelhoog vuur. Voeg 2 eetlepels gemalen verse gember toe; 2 fijngehakte teentjes knoflook; en gemalen rode peper naar smaak. Kook en roer tot geurig, ongeveer 30 seconden. Voeg 6 kopjes geraspte paksoi, boerenkool of boerenkool en 1 Aziatische peer toe, geschild, klokhuis verwijderd en in dunne plakjes gesneden. Kook en roer gedurende 3 minuten of tot de kool een beetje uitdroogt en de peer zacht is. Voeg ½ kopje ongezoet appelsap toe. Dek af en kook ongeveer 2 minuten tot de kool zacht is. Voeg ½ kopje gesneden lente-uitjes en 1 eetlepel sesamzaadjes toe.

## RUNDVLEES SHORTRIBS MET CITRUS EN VENKEL GREMOLATA

LES:40 minuten grillen: 8 minuten langzaam koken: 9 uur (laag) of 4½ uur (hoog) Opbrengst: 4 porties

GREMOLATA IS EEN SMAKELIJK MENGSELPETERSELIE, KNOFLOOK EN CITROENSCHIL WORDEN GESTROOID OVER OSSO BUCCO, EEN KLASSIEK ITALIAANS GERECHT GEMAAKT VAN GESTOOFDE KALFSPOTEN, WAT DE RIJKE, BOTERACHTIGE SMAAK OPFLEURT. MET DE TOEVOEGING VAN SINAASAPPELSCHIL EN VERSE VENKELBLAADJES DOET HIJ HETZELFDE MET DEZE MALSE RUNDERRIBBETJES.

### RIB
- 2½ tot 3 kilo shortribs met been
- 3 eetlepels citroenkruidenkruiden (zierecept)
- 1 middelgrote venkelknol
- 1 grote ui, in grote plakken gesneden
- 2 dl runderbottenbouillon (zierecept) of runderbouillon zonder toegevoegd zout
- 2 teentjes knoflook, gehalveerd

### GEBAKKEN POMPOEN
- 3 eetlepels extra vergine olijfolie
- 1 pond pompoen, geschild, geboord en in stukken van ½ inch gesneden (ongeveer 2 kopjes)
- 4 theelepels verse tijm in reepjes gesneden
- extra vergine olijfolie

GREMOLATA

¼ kopje gehakte verse peterselie

2 eetlepels fijngehakte knoflook

1½ tl fijn geraspte citroenschil

1½ tl fijn geraspte sinaasappelschil

1. Bestrooi de ribben met citroenkruiden; wrijf lichtjes met je vingers over het vruchtvlees; Opzij zetten. Bladeren van venkel verwijderen; reserve voor citrus en venkel Gremolata. Snijd en snijd de venkel in vieren.

2. Plaats voor een houtskoolgrill de kolen aan één kant van de grill op middelhoog vuur. Probeer de grillrand zonder kolen op middelhoog vuur. Leg de spareribs op de grill aan de kant zonder kolen; plaats de venkelkwarten en uienplakken op de grill direct boven de kolen. Dek af en gril 8-10 minuten of tot de groenten en ribben bruin zijn, draai ze halverwege de grill een keer om. (Gasgrill Verwarm de grill voor, zet het vuur lager tot middelhoog. Instellen voor indirect koken. Leg de ribben op de grill boven de onverlichte brander; plaats de venkel en ui op de grill boven de brandende brander. Dek af en kook volgens de aanwijzingen van de grill.) Als het voldoende is afgekoeld om te hanteren,

3. Meng een 5-6 liter slowcooker met gehakte venkel en ui, runderbottenbouillon en knoflook. Voeg de ribben toe. Dek af en kook op laag gedurende 9-10 uur of 4½-5 uur op hoog. Leg de ribben op een bord met een schuimspaan; Dek af met aluminiumfolie om warm te blijven.

4. Verhit ondertussen voor de pompoen 3 eetlepels olie in een grote koekenpan op middelhoog vuur. Voeg de pompoen en 3 theelepels tijm toe en meng om de pompoen te bedekken. Leg de pompoenen in een enkele laag op de pan en kook, zonder te roeren, ongeveer 3 minuten of tot de onderkanten bruin zijn. Draai de stukjes pompoen om; kook nog ongeveer 3 minuten of tot beide kanten bruin zijn. Zet het vuur laag; dek af en kook gedurende 10-15 minuten of tot ze gaar zijn. Bestrooi met de resterende theelepel verse tijm; sprenkel extra vierge olie erover.

5. Hak voor de gremolata de achtergehouden venkelblaadjes fijn tot ¼ kopje. Meng gehakte venkelblaadjes, peterselie, knoflook, citroenschil en sinaasappelschil in een kleine kom.

6. Strooi de gremolata over de ribben. Serveer met pompoen.

# VLEESPASTEIEN OP ZWEEDSE WIJZE MET MOSTERD-DILLE-KOMKOMMERSALADE

LES:30 minuten Kooktijd: 15 minuten Opbrengst: 4 porties

BEEF À LA LINDSTRÖM IS EEN ZWEEDSE HAMBURGERTRADITIONEEL BESTROOID MET UIEN, KAPPERTJES EN ZUURBIETEN, GESERVEERD MET SAUS EN ZONDER BROODJE. DEZE PIMENTVARIANT VERVANGT GEROOSTERDE BIETJES DOOR IN ZOUT GEDROOGDE INGEMAAKTE BIETJES EN KAPPERTJES EN WORDT GEGARNEERD MET EEN SPIEGELEI.

KOMKOMMER SALADE
- 2 theelepels vers sinaasappelsap
- 2 theelepels witte azijn
- 1 theelepel Dijon-stijl mosterd (zie<u>recept</u>)
- 1 eetlepel extra vergine olijfolie
- 1 grote pitloze (Engelse) komkommer, geschild en in plakjes
- 2 el gesneden bieslook
- 1 eetlepel gehakte verse dille

VLEES EMPANADAS
- 1 kilo gehakt
- ¼ kopje fijngehakte ui
- 1 eetlepel Dijon-stijl mosterd (zie<u>recept</u>)
- ¾ tl zwarte peper
- ½ tl gemalen piment
- ½ kleine rode biet, geroosterd, geschild en in stukjes*

2 eetlepels extra vergine olijfolie

½ kopje runderbottenbouillon (zie<u>recept</u>) of runderbouillon zonder toegevoegd zout

4 grote eieren

1 eetlepel gehakte bieslook

1. Meng voor de komkommersalade het sinaasappelsap, de azijn en de Dijon-mosterd in een grote kom. Voeg langzaam de olijfolie toe in een dun straaltje en klop tot de saus iets dikker wordt. Voeg komkommer, ui en dille toe; roer tot gecombineerd. Dek af en zet in de koelkast tot serveren.

2. Combineer rundergehakt, ui, mosterd in Dijon-stijl, peper en piment in een grote kom. Voeg de geroosterde bieten toe en meng voorzichtig tot ze gelijkmatig in het vlees zijn opgenomen. Vorm van het mengsel vier pasteitjes van een halve centimeter dik.

3. Verhit 1 eetlepel olijfolie in een grote koekenpan op middelhoog vuur. Bak de hamburgers ongeveer 8 minuten of tot ze bruin en gaar zijn aan de buitenkant (160°), één keer keren. Leg de steaks op een schaal en dek losjes af met folie om ze warm te houden. Voeg de runderbouillon toe en roer om eventuele bruine stukjes van de bodem van de pot los te maken. Kook ongeveer 4 minuten of tot de helft is ingekookt. Bestrijk de pasteitjes met wat kookvocht en dek ze weer losjes af.

4. Spoel de pan af en droog hem af met keukenpapier. Verhit de resterende 1 eetlepel olijfolie op

middelhoog vuur. Bak de eieren in de hete olie gedurende 3-4 minuten of tot het eiwit gestold is maar de dooiers zacht en vloeibaar blijven.

5. Leg in elke biefstuk een ei. Bestrooi met bieslook en serveer met een komkommersalade.

*Tip: Rooster de bieten goed en leg ze op aluminiumfolie. Sprenkel er een beetje olijfolie over. Wikkel in folie en sluit goed af. Bak in een oven van 375 graden gedurende ongeveer 30 minuten of tot een vork de bieten gemakkelijk doorboort. Laat het afkoelen; van de huid glijden. (Bieten kunnen tot 3 dagen van tevoren worden geroosterd. Wikkel de gepelde geroosterde bieten goed in en bewaar ze in de koelkast.)

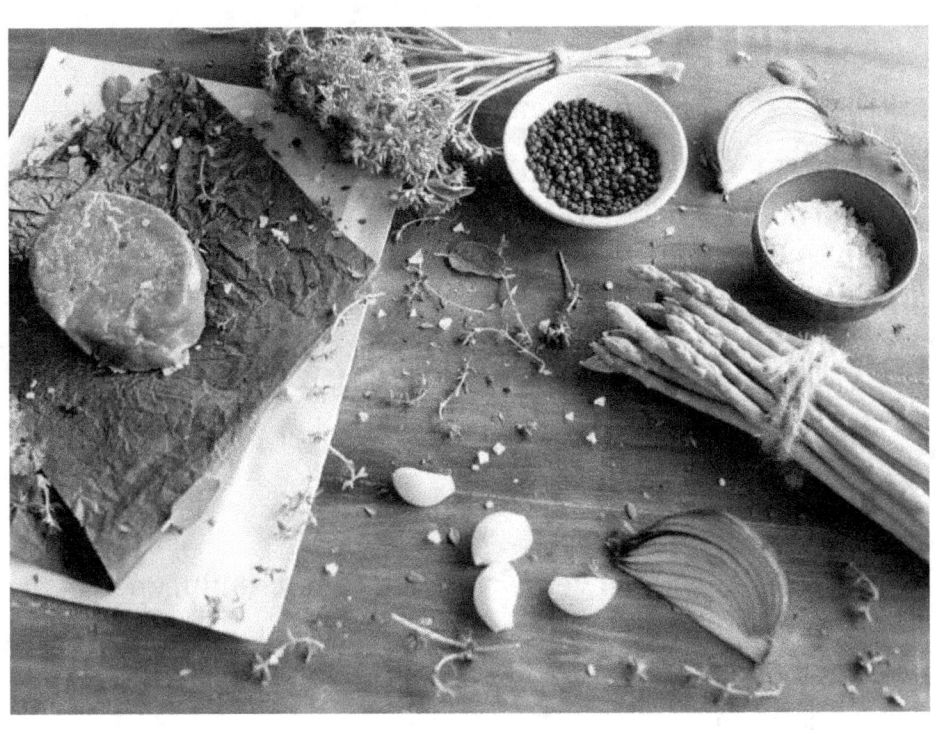

## GEGRILDE RUNDERBURGERS MET RUCOLA EN GEROOSTERDE WORTELGROENTEN

LES:Bereiding 40 minuten: 35 minuten frituren: 20 minuten
Opbrengst: 4 porties

ER ZIJN VEEL BESTEMMINGENDEZE STEVIGE HAMBURGERS HEBBEN WAT TIJD NODIG OM IN ELKAAR TE ZETTEN, MAAR DE ONGELOOFLIJKE COMBINATIE VAN SMAKEN MAAKT HET DE MOEITE WAARD: HET RUNDERGEHAKTPASTEITJE WORDT GEGARNEERD MET GEKARAMELISEERDE UI EN CHAMPIGNONSAUS EN GESERVEERD MET GEROOSTERDE ZOETE GROENTEN EN RUCOLA-PAPRIKA'S.

- 5 eetlepels extra vergine olijfolie
- 2 kopjes gesneden verse champignons, cremini en/of shiitake
- 3 gele uien, dun gesneden*
- 2 tl komijn
- 3 wortelen, geschild en in stukjes van 1 cm gesneden
- 2 pastinaken, geschild en in stukjes van 1 cm gesneden
- 1 eikelpompoen, gehalveerd, klokhuis verwijderd en in plakjes gesneden
- vers gemalen zwarte peper
- 2 kilo rundergehakt
- ½ kopje gesnipperde ui
- 1 eetlepel zoutvrije algemene kruidenmix
- 2 dl runderbottenbouillon (zie<u>recept</u>) of runderbouillon zonder toegevoegd zout

¼ kopje ongezoet appelsap
1-2 eetlepels witte azijn of droge sherry
1 eetlepel Dijon-stijl mosterd (zie<u>recept</u>)
1 eetlepel gehakte verse tijmblaadjes
1 eetlepel verse peterselie in reepjes gesneden
8 dl rucolablaadjes

1. Verwarm de oven voor op 425° F. Verhit voor de saus 1 eetlepel olijfolie in een grote koekenpan op middelhoog vuur. Meer paddenstoelen; kook en roer ongeveer 8 minuten of tot het mooi gekleurd en zacht is. Leg de champignons met een schuimspaan op een bord. Breng de pan terug om te verwarmen; zet het vuur laag tot medium. Voeg de resterende 1 eetlepel olijfolie, gesneden ui en komijn toe. Dek af en kook gedurende 20-25 minuten of tot de uien heel zacht en bruin zijn, af en toe roeren. (Pas de warmte zo nodig aan om te voorkomen dat uien verbranden.)

2. Leg ondertussen de geroosterde knollen op een groot bord met wortelen, pastinaak en pompoen. Besprenkel met 2 eetlepels olijfolie en bestrooi met peper naar smaak; bedek met groenten. Bak gedurende 20-25 minuten of tot ze zacht zijn en bruin beginnen te worden, draai ze halverwege een keer om. Houd de groenten warm tot serveren.

3. Meng het rundergehakt, de gesnipperde ui en het kruidenmengsel in een grote kom voor de hamburgers. Verdeel het vleesmengsel in vier gelijke porties en vorm er pasteitjes van ongeveer ¾ inch dik. Verhit de resterende eetlepel olijfolie op

middelhoog vuur in een zeer grote koekenpan. Leg hamburgers in de pan; kook ongeveer 8 minuten of tot ze aan beide kanten verkoold zijn, één keer keren. Leg de hamburgers op een bord.

4. Voeg de gekarameliseerde uien, gereserveerde champignons, runderbouillon, appelsap, sherry en Dijon-mosterd al roerend toe aan de pan. Doe de hamburgers terug in de pan. Kok. Kook tot hamburgers gaar zijn (160 ° F), ongeveer 7-8 minuten. Voeg naar smaak verse tijm, peterselie en peper toe.

5. Serveer 2 kopjes rucola op elk van de vier serveerschalen. Verdeel de geroosterde groenten over de salades en garneer met de steaks. Schep het uienmengsel royaal over de hamburgers.

*Tip: Een mandoline-snijder is een grote hulp bij het dun snijden van de ui.

## GEGRILDE RUNDERBURGERS MET TOMATEN MET SESAMCOATING

LES:30 minuten rusten: 20 minuten grillen: 10 minuten
Opbrengst: 4 porties

KROKANTE EN GOUDEN PLAKJES TOMAAT MET EEN SESAMKORSTVERVANG HET TRADITIONELE SESAMZAADBROODJE DOOR DEZE GEROOKTE BURGERS. SERVEER ZE MET MES EN VORK.

- 4 ½ inch dikke rode of groene tomatenschijfjes*
- 1¼ kilo mager gehakt
- 1 eetlepel gerookte kruiden (zie recept)
- 1 groot ei
- ¾ kopje amandelmeel
- ¼ kopje sesamzaadjes
- ¼ tl zwarte peper
- 1 kleine rode ui, gehalveerd en in plakjes
- 1 eetlepel extra vergine olijfolie
- ¼ kopje geraffineerde kokosolie
- 1 kleine krop Bibb-sla
- Ketchup Paleo (zie recept)
- Dijon-stijl mosterd (zie recept)

1. Leg de plakjes tomaat op een dubbele laag keukenpapier. Bedek de tomaten met nog een dubbele laag keukenpapier. Druk lichtjes op de papieren handdoeken zodat ze aan de tomaten blijven plakken. Laat 20-30 minuten op

kamertemperatuur staan om wat van het tomatensap op te nemen.

2. Meng ondertussen het gehakt en de rookkruiden in een grote kom. Vorm in vier ½ inch dikke pasteitjes.

3. Klop het ei los met een vork in een ondiepe kom. Meng in een andere ondiepe kom amandelmeel, sesamzaadjes en peper. Doop elk plakje tomaat in het ei en draai om. Laat overtollig ei eraf druipen. Doop elk plakje tomaat in het amandelmeelmengsel en draai om. Leg de opgeklopte tomaten op een plat bord; Opzij zetten. Meng de uienplakken met olijfolie; doe de plakjes ui in de frituurmand.

4. Leg voor een houtskool- of gasgrill de uien in de mand en de gehaktballen op de grill op middelhoog vuur. Dek af en gril gedurende 10-12 minuten of tot de uien bruin en licht verkoold zijn en de hamburgers gaar zijn (160°). Roer de uien af en toe en keer de hamburgers een keer.

5. Verhit ondertussen de olie in een grote pan op middelhoog vuur. Voeg de plakjes tomaat toe; kook 8-10 minuten of tot ze goudbruin zijn, één keer keren. (Als de tomaten te snel bruin worden, verlaag dan het vuur tot medium. Voeg indien nodig meer olie toe.) Laat uitlekken op een met keukenpapier beklede plaat.

6. Verdeel de salade over vier serveerschalen om te serveren. Top met steaks, uien, Paleo-tomatensaus,

mosterd in Dijon-stijl en met sesam omhulde tomaten.

*Opmerking: je hebt waarschijnlijk 2 grote tomaten nodig. Als je rode tomaten gebruikt, kies dan tomaten die rijp zijn maar nog een beetje stevig.

## HAMBURGER OP EEN STOKJE MET BABA GHANOUSH DIPSAUS

WASTAFEL:15 minuten voorbereiding: 20 minuten grillen: 35 minuten Opbrengst: 4 porties

BABA GHANOUSH IS EEN VERLENGSTUK VAN HET MIDDEN-OOSTENGEMAAKT VAN GEROOKTE GEGRILDE AUBERGINEPUREE MET OLIJFOLIE, CITROEN, KNOFLOOK EN TAHINI, EEN PASTA GEMAAKT VAN GEMALEN SESAMZAADJES. EEN BEETJE SESAMZAADJES IS PRIMA, MAAR ALS ER EEN OLIE OF PASTA VAN WORDT GEMAAKT, WORDEN ZE EEN GECONCENTREERDE BRON VAN LINOLZUUR, WAT ONTSTEKINGEN KAN BEVORDEREN. DE HIER GEBRUIKTE PIJNBOOMPITTENBOTER IS EEN GOEDE VERVANGER.

- 4 gedroogde tomaten
- 1½ kilo mager gehakt
- 3-4 eetlepels gesnipperde ui
- 1 el gehakte verse oregano en/of gehakte verse munt of ½ tl gemalen gedroogde oregano
- ¼ theelepel cayennepeper
- Baba Ghanoush dipsaus (zie recept, onderstaand)

1. Week acht houten spiesen van 25 cm in water gedurende 30 minuten. Giet ondertussen een kommetje kokend water over de tomaten; laat het 5 minuten staan om te smelten. Giet de tomaten af en droog ze met keukenpapier.

2. Combineer de gehakte tomaten, rundergehakt, ui, oregano en cayennepeper in een grote kom. Verdeel het vleesmengsel in acht porties; rol elk stuk in een bal. Haal de spies uit het water; Dat weet ik. Rijg de bal op de spies en vorm een lang ovaal rond de spies, beginnend net onder de puntige punt, en laat genoeg ruimte over aan het andere uiteinde om de stok vast te houden. Herhaal met andere spiesjes en balletjes.

3. Plaats voor een houtskool- of gasgrill de vleesspiesen direct op de grill op middelhoog vuur. Dek af en gril ongeveer 6 minuten of tot ze gaar zijn (160 ° F), draai ze halverwege het grillen een keer om. Serveer met Baba Ghanoush dipsaus.

Baba Ghanoush dipsaus: Prik 2 middelgrote aubergines op meerdere plaatsen in met een vork. Plaats voor een houtskool- of gasgrill de aubergines op het grillrooster direct op middelhoog vuur. Dek af en gril gedurende 10 minuten of tot ze aan alle kanten verkoold zijn, draai ze tijdens het grillen meerdere keren om. Haal de aubergines eruit en wikkel ze voorzichtig in aluminiumfolie. Leg de verpakte aubergines terug op de grill, maar niet direct op de kolen. Dek af en gril nog eens 25-35 minuten of tot kruimelig en heel mals. Koel. Snijd de aubergines doormidden en schraap het vruchtvlees eruit; doe het vlees in een keukenmachine. Voeg ¼ kopje pijnboompittenboter toe (zie<u>recept</u>); ¼ kopje vers citroensap; 2 fijngehakte teentjes knoflook; 1 eetlepel extra vierge olijfolie; 2-3 eetlepels verse peterselie in reepjes gesneden; en ½ tl gemalen komijn. Dek af en verwerk tot bijna glad. Als de saus te dik is om te dippen, voeg dan meer water toe om de gewenste consistentie te krijgen.

## GEROOKTE GEVULDE PAPRIKA'S

LES:Koken 20 minuten: Bak 8 minuten: 30 minuten
Opbrengst: 4 porties

MAAK DIT EEN FAMILIEFAVORIETMET EEN MIX VAN KLEURRIJKE PAPRIKA'S VOOR EEN BLIKVANGER. IN HET VUUR GEROOSTERDE TOMATEN ZIJN EEN GOED VOORBEELD VAN HET OP EEN GEZONDE MANIER TOEVOEGEN VAN EEN GOEDE SMAAK AAN VOEDSEL. DOOR DE TOMATEN LICHTJES TE VERKOLEN VOORDAT U ZE UITPAKT (ZONDER ZOUT), KRIJGT U MEER SMAAK.

- 4 grote groene, rode, gele en/of oranje paprika's
- 1 kilo gehakt
- 1 eetlepel gerookte kruiden (zie recept)
- 1 eetlepel extra vergine olijfolie
- 1 kleine gele ui, gesnipperd
- 3 geperste knoflookteentjes
- 1 kleine bloemkool, kern en in roosjes gesneden
- 1 15 oz ongezouten blokjes in het vuur geroosterde tomaten, uitgelekt
- ¼ kopje gehakte verse peterselie
- ½ tl zwarte peper
- ⅛ theelepel cayennepeper
- ½ kopje walnootkruimels (zie recept, onderstaand)

1. Verwarm de oven voor op 375 ° F. Snijd de paprika's verticaal doormidden. Verwijder stengels, zaden en schillen; afwijzen. Leg de paprikahelften opzij.

2. Doe het rundergehakt in een middelgrote kom; bestrooi met gerookte kruiden. Meng de kruiden voorzichtig met je handen door het vlees.

3. Verhit de olijfolie in een grote pan op middelhoog vuur. Voeg vlees, ui en knoflook toe; bak tot het vlees gekleurd is en de ui gaar is. Roer met een houten lepel om het vlees te breken. Haal de koekenpan van het vuur.

4. Maal de bloemkoolroosjes fijn in een keukenmachine. (Als je geen keukenmachine hebt, gebruik dan een rasp om de bloemkool te raspen.) Meet 3 kopjes bloemkool af. Voeg het rundergehaktmengsel toe aan de pan. (Als je bloemkool over hebt, bewaar deze dan voor een ander gebruik.) Voeg de uitgelekte tomaten, peterselie, zwarte peper en cayennepeper toe.

5. Vul de paprikahelften met het gehaktmengsel, pak licht aan en druk iets plat. Leg de gevulde paprikahelften in de ovenschaal. Bak 30-35 minuten of tot de paprika's krokant zijn. * Werk af met notenkruimels. Zet desgewenst nog 5 minuten in de oven om knapperig te worden voor het opdienen.

Notenkrakervulling: Verhit 1 eetlepel extra vierge olijfolie in een middelgrote koekenpan op laag vuur. Voeg 1 tl gedroogde tijm, 1 tl gerookt paprikapoeder en ¼ tl knoflookpoeder toe. Voeg 1 dl gehakte walnoten toe. kook en roer ongeveer 5 minuten of tot de walnoten goudbruin en licht geroosterd zijn. Voeg een snufje of twee cayennepeper toe. Laat volledig afkoelen. Bewaar overgebleven vulling in een luchtdichte verpakking in de koelkast tot gebruik. Maakt 1 kopje.

*Opmerking: als u groene paprika's gebruikt, bak dan nog eens 10 minuten.

## BIZONBURGER MET CABERNETUI EN RUCOLA

LES:Koken 30 minuten: 18 minuten Grillen: 10 minuten
Opbrengst: 4 porties

BISON HEEFT EEN ZEER LAAG VETGEHALTEEN IS 30-50% SNELLER GAAR DAN RUNDVLEES. HET VLEES BEHOUDT ZIJN RODE KLEUR NA HET KOKEN, DE KLEUR IS DUS GEEN TEKEN DAT HET VLEES GAAR IS. OMDAT BIZONS ZO MAGER ZIJN, KOOK HET NIET BOVEN DE 155 ° F INTERNE TEMPERATUUR.

- 2 eetlepels extra vergine olijfolie
- 2 grote zoete uien, dun gesneden
- ¾ kopje Cabernet Sauvignon of andere droge rode wijn
- 1 theelepel mediterrane kruiden (zierecept)
- ¼ kopje extra vergine olijfolie
- ¼ kopje balsamicoazijn
- 1 eetlepel gehakte sjalotjes
- 1 eetlepel gehakte verse basilicum
- 1 klein teentje knoflook, fijngehakt
- 1 kilo gemalen bizons
- ¼ kopje basilicumpesto (zierecept)
- 5 kopjes rucola
- Ongezouten rauwe pistachenoten, geroosterd (ziekarig)

1. Verhit 2 eetlepels olie in een grote koekenpan op middelhoog vuur. Voeg de ui toe. kook afgedekt gedurende 10-15 minuten of tot de ui zacht is, af en toe roerend. Leren kennen; kook en roer op middelhoog vuur gedurende 3-5 minuten of tot de

uien goudbruin zijn. Meer wijn; kook ongeveer 5 minuten of tot de meeste wijn is verdampt. Bestrooi met mediterrane kruiden; blijf warm.

2. Meng ondertussen voor de vinaigrette ¼ kopje olijfolie, azijn, sjalotten, basilicum en knoflook in een pot met schroefdeksel. Dek af en schud goed.

3. Meng de gemalen bizons en basilicumpesto lichtjes in een grote kom. Vorm het vleesmengsel voorzichtig in vier ¾-inch dikke pasteitjes.

4. Leg de steaks voor een houtskool- of gasgrill direct op een licht geolied grillrooster op middelhoog vuur. Dek af en gril ongeveer 10 minuten tot de gewenste gaarheid (145°F medium-rare of 155°F medium), halverwege een keer draaien.

5. Doe de rucola in een grote kom. Sprenkel vinaigrette over rucola; gooi een jas in. Verdeel de uien over vier serveerschalen om te serveren. bedek elk met bizonsteak. Bestrooi de hamburgers met rucola en bestrooi met pistachenoten.

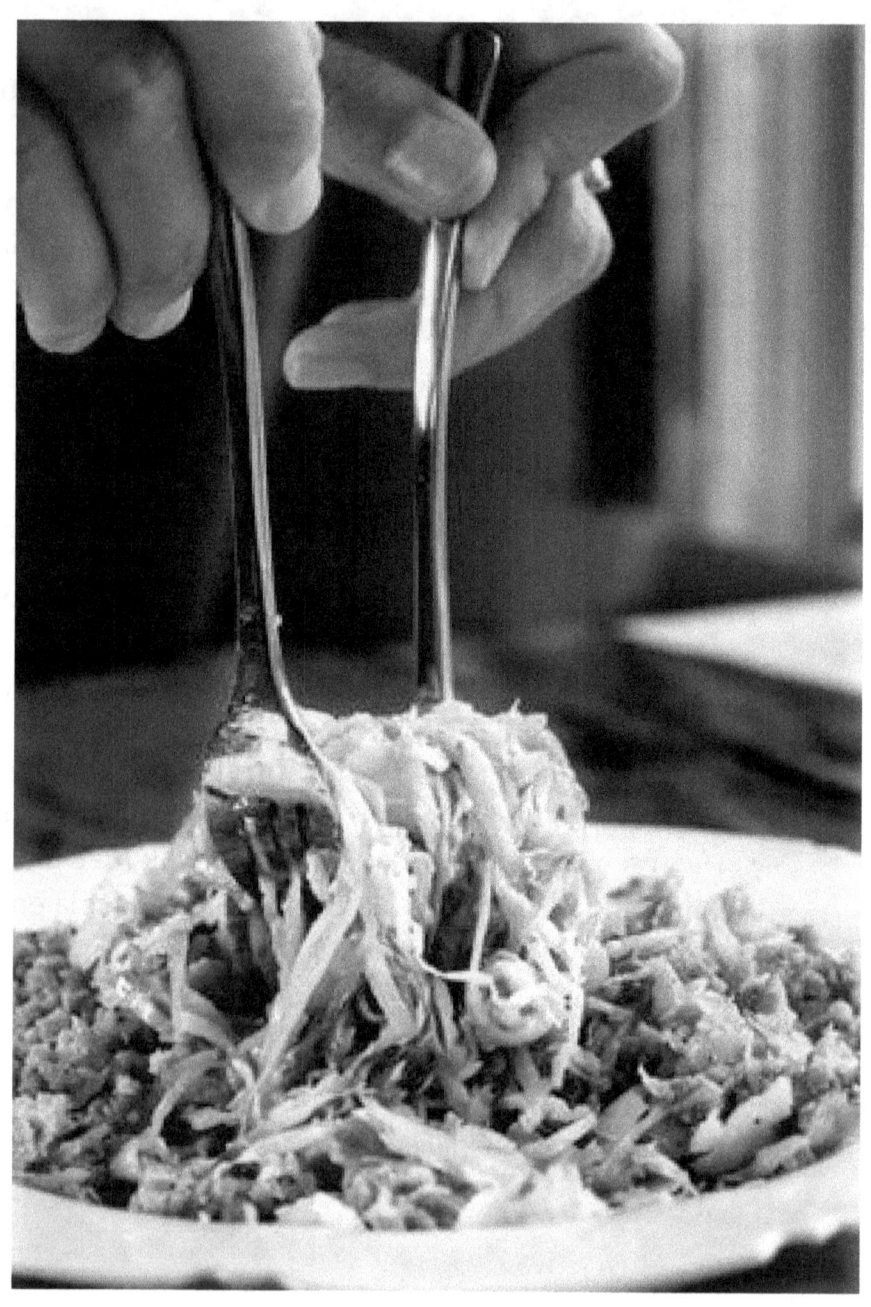

## BIZON- EN LAMSGEHAKT MET SNIJBIET EN ZOETE AARDAPPEL

LES:1 uur koken: 20 minuten bakken: 1 uur rusten: 10 minuten Opbrengst: 4 porties

DIT IS OUDERWETS COMFORTFOODMET EEN MODERNE TWIST. RODE WIJNSAUS VOEGT SMAAK TOE AAN HET GEHAKTBROOD, EN KNOFLOOKPOEDER EN ZOETE AARDAPPELPUREE MET CASHEWROOM EN KOKOSOLIE ZORGEN VOOR EEN ONGELOOFLIJKE VOEDINGSWAARDE.

- 2 eetlepels olijfolie
- 1 dl gehakte cremini-champignon
- ½ kopje gehakte rode ui (1 medium)
- ½ kop gehakte bleekselderij (1 stengel)
- ⅓ kop gehakte wortelen (1 kleine)
- ½ kleine appel, geschild en geraspt
- 2 geperste knoflookteentjes
- ½ tl Mediterrane kruiden (zie<u>recept</u>)
- 1 groot ei, licht losgeklopt
- 1 eetlepel verse salie in reepjes gesneden
- 1 eetlepel verse tijm in reepjes gesneden
- 8 oz gemalen bizons
- 8 oz gemalen lams- of rundvlees
- ¾ kopje droge rode wijn
- 1 middelgrote sjalot, gesnipperd
- ¾ kopje runderbottenbouillon (zie<u>recept</u>) of runderbouillon zonder toegevoegd zout

zoete aardappelpuree (zie recept, onderstaand)
Snijbiet met knoflook (zie recept, onderstaand)

1. Verwarm de oven voor op 350 ° F. Verhit olie in een grote koekenpan op middelhoog vuur. Voeg champignons, ui, selderij en wortel toe; kook en roer ongeveer 5 minuten of tot de groenten zacht zijn geworden. Zet het vuur laag; voeg geraspte appel en knoflook toe. Kook afgedekt ongeveer 5 minuten of tot de groenten heel zacht zijn. Haal van het vuur; voeg mediterrane kruiden toe.

2. Gebruik een schuimspaan om het champignonmengsel in een grote kom te doen en bewaar het vet voor de pan. Voeg eieren, salie en tijm toe. Voeg gemalen bizons en lamsgehakt toe; meng lichtjes. Plaats het vleesmengsel in een rechthoekige ovenschaal van 2 liter; maak een rechthoek van 7 x 4 inch. Bak ongeveer 1 uur of tot een direct afleesbare thermometer 155 ° F aangeeft. Laat gedurende 10 minuten staan. Haal het gehakt er voorzichtig uit en leg het op een serveerschaal. Dek af en houd warm.

3. Schraap voor de koekensaus het vet en de knapperige bruine stukjes van de bakplaat in het achtergehouden vet in de koekenpan. Voeg wijn en sjalotjes toe. Breng aan de kook op middelhoog vuur; koken tot gehalveerd. Voeg runderbouillon toe; kook en roer tot de helft is verminderd. Haal de koekenpan van het vuur.

4. Verdeel zoete aardappelpuree over vier serveerschalen om te serveren; top met snijbiet. Een plakje gehaktballen; Leg de plakjes bovenop de Garlicky Chard en besprenkel met de pannensaus.

Zoete aardappelpuree: Schil en snijd 4 middelgrote zoete aardappelen. Kook de aardappelen in een grote pan met kokend water gedurende 15 minuten of tot ze gaar zijn. duidelijk. Pureer met een aardappelpuree. Voeg ½ dl cashewroom toe (zie <u>recept</u>) en 2 eetlepels ongeraffineerde kokosolie; pureer tot een gladde massa. Houd de warmte vast.

Snijbiet: verwijder de stelen van twee snijbietpartjes en gooi ze weg. Snijd de bladeren in grote stukken. Verhit 2 eetlepels olijfolie op middelhoog vuur in een grote pan. Voeg snijbiet en 2 fijngehakte teentjes knoflook toe; kook tot snijbiet gaar is, draai af en toe met een tang.

## BIZONBALLETJES MET APPEL EN KRENTEN MET COURGETTE PAPPARDELLE

LES:Bak 25 minuten: Kook 15 minuten: 18 minuten
Opbrengst: 4 porties

DE GEHAKTBALLEN ZIJN ERG VOCHTIG ALS JE ZE VORMT. OM TE VOORKOMEN DAT HET VLEESMENGSEL AAN UW HANDEN BLIJFT PLAKKEN, HOUDT U EEN KOM MET KOUD WATER BIJ DE HAND EN MAAKT U UW HANDEN AF EN TOE NAT TERWIJL U WERKT. VERVERS HET WATER EEN PAAR KEER ALS JE GEHAKTBALLEN MAAKT.

NOISETTE
- Olijfolie
- ½ dl rode ui, grof gesneden
- 2 geperste knoflookteentjes
- 1 ei, licht losgeklopt
- ½ kopje gehakte champignons en stengels
- 2 eetlepels gehakte verse Italiaanse (platbladige) peterselie
- 2 theelepels olijfolie
- 1 pond gemalen bizons (grof gemalen indien beschikbaar)

APPEL EN KRENTENSAUS
- 2 eetlepels olijfolie
- 2 grote Granny Smith-appels, geschild, klokhuis verwijderd en in stukjes gesneden
- 2 gesnipperde sjalotjes

2 eetlepels vers citroensap

½ kopje kippenbouillon (zie<u>recept</u>) of kippenbouillon zonder toegevoegd zout

2-3 eetlepels gedroogde bessen

COURGETTE VOOR PAPPARDE

6 courgettes

2 eetlepels olijfolie

¼ kopje fijngehakte bieslook

½ tl gemalen rode peper

2 geperste knoflookteentjes

1. Voor gehaktballen, verwarm de oven voor op 375 ° F. Vet een omrande bakplaat licht in met olijfolie; Opzij zetten. Mix de ui en knoflook in een keukenmachine of blender. Puls tot stabiel. Breng het uienmengsel over in een middelgrote kom. Voeg eieren, champignons, peterselie en 2 theelepels olie toe; roer om te mengen. Voeg gemalen bizons toe; meng voorzichtig maar goed. Verdeel het vleesmengsel in 16 porties; vorm er gehaktballen van. Leg de gehaktballen gelijkmatig verdeeld op de voorbereide bakplaat. Bak gedurende 15 minuten; Opzij zetten.

2. Verhit voor de saus 2 eetlepels olie in een pan op middelhoog vuur. Voeg appels en sjalotten toe; kook en roer gedurende 6-8 minuten of tot ze heel zacht zijn. Voeg citroensap toe. Breng het mengsel over in een keukenmachine of blender. Dek af en verwerk of meng tot een gladde massa; ga terug naar de pan. Voeg kippenbouillon en krenten toe. Waterkokers; Zet het vuur laag. Laat afgedekt 8-10 minuten

sudderen, vaak roerend. Voeg de gehaktballen toe; kook en roer op laag vuur tot het erdoorheen is verwarmd.

3. Snijd ondertussen de uiteinden van de courgette voor de pappardelle. Snijd de courgette in dunne reepjes met een zeer scherpe mandoline of dunschiller. (Om de reepjes intact te houden, stopt u met scheren wanneer u de zaden in het midden van de pompoen bereikt.) Verhit 2 eetlepels olie op middelhoog vuur in een zeer grote koekenpan. Voeg knoflook, geplette rode peper en knoflook toe; kook en roer gedurende 30 seconden. Voeg courgettereepjes toe. Kook en roer zachtjes gedurende ongeveer 3 minuten of tot ze zacht zijn.

4. Verdeel de pappard over vier serveerschalen om te serveren. top met gehaktballen en appel-bessensaus.

# BISON PORCINI BOLOGNESE MET GEROOSTERDE KNOFLOOK SPAGHETTI SQUASH

LES:Voorbereiding 30 minuten: 1 uur Baktijd 30 minuten: 35 minuten Opbrengst: 6 porties

ALS JE DACHT DAT JE DOOD ZOU GAANJE LAATSTE BORD SPAGHETTI MET VLEESSAUS TOEN JE THE PALEO DIET® OMARMDE, DENK NOG EENS GOED NA. DEZE RIJKE BOLOGNESE OP SMAAK GEBRACHT MET KNOFLOOK, RODE WIJN EN AARDSE EEKHOORNTJESBROOD ZIT BOORDEVOL ZOETE EN HEERLIJKE STUKJES SPAGHETTIPOMPOEN. JE ZULT PASTA NIET EEN BEETJE MISSEN.

- 1 ons gedroogde eekhoorntjesbrood
- 1dl kokend water
- 3 eetlepels extra vergine olijfolie
- 1 kilo gemalen bizons
- 1 kop gehakte wortelen (2)
- ½ kopje gesnipperde ui (1 middelgrote)
- ½ kop gehakte bleekselderij (1 stengel)
- 4 teentjes knoflook, gehakt
- 3 eetlepels tomatenpuree zonder zout
- ½ kopje rode wijn
- 2 15-ounce blikjes ongezouten geplette tomaten
- 1 theelepel gedroogde oregano, geplet
- 1 theelepel gedroogde tijm, gemalen
- ½ tl zwarte peper
- 1 middelgrote spaghettipompoen (2½-3 kilo)

1 teentje knoflook

1. Combineer eekhoorntjesbrood en kokend water in een kleine kom; laat 15 minuten rusten. Zeef door een zeef bekleed met 100% katoenen doek en bewaar het weekvocht. Snijd de champignons; Opzij zetten

2. Verhit 1 eetlepel olijfolie in een steelpan van 4-5 liter op middelhoog vuur. Voeg gemalen bizons, wortelen, ui, selderij en knoflook toe. Kook tot het vlees bruin is en de groenten gaar zijn. Roer met een houten lepel om het vlees te breken. Tomatenpuree toevoegen; kook en roer gedurende 1 minuut. Voeg rode wijn toe; kook en roer gedurende 1 minuut. Voeg eekhoorntjesbrood, tomaten, oregano, tijm en peper toe. Voeg de gereserveerde champignonvloeistof toe en zorg ervoor dat u geen zand of gruis op de bodem van de kom toevoegt. Breng aan de kook, af en toe roerend; zet het vuur laag. Laat afgedekt 1½-2 uur sudderen of tot de gewenste consistentie.

3. Verwarm ondertussen de oven voor op 375 ° F. Snij de pompoen in de lengte doormidden; schraap de zaden eruit. Leg de pompoenhelften met de snijkant naar beneden in een grote ovenschaal. Prik met een vork overal gaatjes in het vel. Snijd een halve centimeter van de bol knoflook. Leg de knoflook met de snijkant naar boven in de ovenschaal bij de pompoen. Besprenkel de rest met een eetlepel olijfolie. Rooster 35-45 minuten of tot de pompoen en knoflook zacht zijn.

4. Haal het vruchtvlees uit elke pompoenhelft en pureer het met een lepel en vork. doe in een kom en dek af om warm te blijven. Als de knoflook koel genoeg is om te hanteren, verwijder je de teentjes door in de onderkant van de ui te knijpen. Plet de teentjes knoflook met een vork. Meng de geperste knoflook met de pompoen en verdeel de knoflook gelijkmatig. Giet voor het serveren de saus over het pompoenmengsel.

## BIZON CHILI CON CARNE

LES: 25 minuten  Kooktijd: 1 uur 10 minuten  Opbrengst: 4 porties

CHOCOLADE, KOFFIE EN KANEEL ZONDER SUIKERVOEG INTERESSE TOE AAN DEZE HARTIGE FAVORIET. EEN NOG ROKERIGERE SMAAK KRIJG JE DOOR DE GEWONE PAPRIKA TE VERVANGEN DOOR 1 EETLEPEL ZOETE GEROOKTE PAPRIKA.

- 3 eetlepels extra vergine olijfolie
- 1 kilo gemalen bizons
- ½ kopje gesnipperde ui (1 middelgrote)
- 2 geperste knoflookteentjes
- 2 14,5-ounce blikjes tomatenblokjes zonder zout, ongedraineerd
- 1 6 oz kan ongezouten tomatenpuree
- 1 kopje runderbottenbouillon (zie recept) of runderbouillon zonder toegevoegd zout
- ½ kopje sterke koffie
- 2 ons 99% cacao, gehakte paneermeel
- 1 eetlepel paprikapoeder
- 1 theelepel gemalen komijn
- 1 tl gedroogde oregano
- 1½ tl rookkruiden (zie recept)
- ½ tl gemalen kaneel
- ⅓ kopje pepitas
- 1 tl olijfolie
- ½ dl cashewroom (zie recept)

1 tl vers citroensap

½ kopje verse korianderblaadjes

4 schijfjes limoen

1. Verhit 3 eetlepels olijfolie in een steelpan op middelhoog vuur. Voeg gemalen bizons, ui en knoflook toe; kook ongeveer 5 minuten of tot het vlees bruin is, roer met een houten lepel om het vlees te breken. Voeg ongedraineerde tomaten, tomatenpuree, runderbottenbouillon, koffie, bakchocolade, paprika, komijn, oregano, 1 tl gerookte kruiden en kaneel toe. Waterkokers; Zet het vuur laag. 1 uur afgedekt sudderen, af en toe roeren.

2. Rooster ondertussen in een kleine pan de pepita's in 1 theelepel olijfolie op middelhoog vuur tot ze beginnen te knappen en kleuren. Doe pompoenpitten in een kleine kom; voeg de resterende ½ theelepel gerookte kruiden toe; gooi een jas in.

3. Meng cashewroom en limoensap in een kleine kom.

4. Schep de chili in kommen om te serveren. Toppings cashewroom, pepitas en koriander. Serveer met partjes limoen.

# MAROKKAANS GEKRUIDE BIZONSTEAKS MET GEGRILDE CITROENEN

LES:10 minuten gegrild: 10 minuten Opbrengst: 4 porties

SERVEER DEZE SNELLE PASTEITJESMET FRISSE EN KROKANTE WORTELSALADE MET KRUIDEN (ZIE<u>RECEPT</u>). WIL JE IETS LEKKERS, GEGRILDE ANANAS MET KOKOSROOM (ZIE<u>RECEPT</u>) ZOU EEN GOEDE MANIER ZIJN OM DE MAALTIJD TE BEËINDIGEN.

- 2 el gemalen kaneel
- 2 eetlepels paprikapoeder
- 1 eetlepel knoflookpoeder
- ¼ theelepel cayennepeper
- 4 6-ounce bizon filet mignon steaks, gesneden ¾ tot 1 inch dik
- 2 citroenen, horizontaal gehalveerd

1. Meng kaneel, paprikapoeder, knoflookpoeder en cayennepeper in een kleine kom. Droog de steaks met keukenpapier. Wrijf beide kanten van de filets in met het kruidenmengsel.

2. Leg de steaks bij een houtskool- of gasgrill direct op de grill op middelhoog vuur. Dek af en grill gedurende 10-12 minuten op middelhoog vuur (145°F) of 12-15 minuten op middelhoog vuur (155°F), keer halverwege een keer. Leg ondertussen de citroenhelften met de snijkant naar beneden op een rooster. Grill gedurende 2-3 minuten of tot licht verkoold en sappig.

3. Serveer met gegrilde citroenhelften om over de steaks te knijpen.

# BISON STEAK INGEWREVEN MET HERBES DE PROVENCE

LES:15 minuten koken: 15 minuten bakken: 1 uur 15 minuten rusten: 15 minuten Opbrengst: 4 porties

HERBES DE PROVENCE IS EEN MENGSELGEDROOGDE KRUIDEN DIE VOLOP GROEIEN IN HET ZUIDEN VAN FRANKRIJK. DE MELANGE BEVAT MEESTAL EEN COMBINATIE VAN BASILICUM, VENKELZAAD, LAVENDEL, MARJOLEIN, ROZEMARIJN, SALIE, PIMENT EN TIJM. HET SMAAKT HEERLIJK BIJ DIT OER-AMERIKAANSE STOOFVLEES.

1 3 kilo geroosterde bizonfilet
3 eetlepels Provençaalse kruiden
4 eetlepels extra vergine olijfolie
3 geperste knoflookteentjes
4 kleine pastinaken, geschild en in stukjes gesneden
2 rijpe peren, geschild en in stukjes gesneden
½ kopje ongezoete perennectar
1-2 tl verse tijm

1. Verwarm de oven voor op 375 ° F. Veeg het vet weg. Meng in een kleine kom Herbes de Provence, 2 eetlepels olijfolie en knoflook; wrijf over het gebraad.

2. Leg de biefstuk op het rooster in een ondiepe braadpan. Plaats de oventhermometer in het midden van het gebraad. *Bak onafgedekt gedurende 15 minuten. Verlaag de oventemperatuur tot 300 ° F. Bak nog eens 60 tot 65 minuten of tot een

vleesthermometer 140 ° F aangeeft (medium rood). Dek af met aluminiumfolie en laat 15 minuten staan.

3. Verhit ondertussen de resterende 2 eetlepels olijfolie in een grote koekenpan op middelhoog vuur. Voeg pastinaak en peren toe; kook gedurende 10 minuten of tot de pastinaak knapperig en zacht is, af en toe roerend. Perennectar toevoegen; kook ongeveer 5 minuten of tot de saus iets is ingedikt. Strooi de tijm erover.

4. Snijd de biefstuk in dunne plakjes volgens de korrel. Serveer het vlees met pastinaken en peren.

*Tip: bizon is erg mager en kookt sneller dan rundvlees. De kleur van het vlees is ook roder dan het vlees, dus je kunt niet vertrouwen op een visueel signaal dat het gaar is. Je hebt een vleesthermometer nodig om te weten wanneer het vlees gaar is. Een oventhermometer is ideaal, maar niet noodzakelijk.

# IN KOFFIE GESTOOFDE BIZONRIBBETJES MET MANDARIJNGREMOLATA EN KNOLSELDERIJPUREE

LES:Kooktijd: 15 minuten: 2 uur 45 minuten Opbrengst: 6 porties

BIZONRIBBEN ZIJN GROOT EN VLEZIG. ZE MOETEN GOED LANG IN VLOEISTOF WORDEN GEKOOKT OM ZE ZACHT TE MAKEN. GREMOLATA GEMAAKT MET MANDARIJNSCHIL VOEGT SMAAK TOE AAN DIT STEVIGE GERECHT.

MARINADE
- 2 kopjes water
- 3 kopjes sterke koude koffie
- 2 kopjes vers mandarijnensap
- 2 eetlepels verse rozemarijn in reepjes gesneden
- 1 theelepel grof gemalen zwarte peper
- 4 pond bizonribben, tussen de ribben doorgesneden om te scheiden

KOK
- 2 eetlepels olijfolie
- 1 tl zwarte peper
- 2 dl gesnipperde ui
- ½ dl gesnipperde sjalotjes
- 6 fijngehakte teentjes knoflook
- 1 jalapeñopeper, ontpit en gemalen (zie karig)
- 1 kopje sterke koffie
- 1 kopje runderbottenbouillon (zie recept) of runderbouillon zonder toegevoegd zout

¼ kopje Paleo-tomatensaus (zie<u>recept</u>)

2 eetlepels Dijon-stijl mosterd (zie<u>recept</u>)

3 eetlepels ciderazijn

Selderijpuree (zie<u>recept</u>, onderstaand)

Mandarijn Gremolata (zie<u>recept</u>, team)

1. Meng voor de marinade in een grote niet-reactieve bak (glas of roestvrij staal) water, koude koffie, mandarijnensap, rozemarijn en zwarte peper. Voeg de ribben toe. Plaats eventueel een bord over de ribben om ze onder water te houden. Dek af en zet 4-6 uur in de koelkast, herschik en roer eenmaal.

2. Verwarm de pan tot 325 ° F. Laat de ribben uitlekken en gooi de marinade weg. Droog de ribben met keukenpapier. Verhit de olijfolie op middelhoog vuur in een grote braadpan. Kruid de ribben met zwarte peper. Bak de ribben in porties aan alle kanten bruin, ongeveer 5 minuten per portie. Breng over naar een groot bord.

3. Voeg uien, sjalotten, knoflook en jalapeno toe aan de pot. Zet het vuur laag tot medium, dek af en kook tot de groenten gaar zijn, af en toe roerend, ongeveer 10 minuten. Voeg koffie en bouillon toe; roer en schraap de gebruinde stukjes los. Voeg Paleo Ketchup, Dijon-stijl mosterd en azijn toe. Kok. Voeg de ribben toe. Dek af en breng over naar de oven. Kook tot het vlees gaar is, ongeveer 2 uur en 15 minuten, roer voorzichtig en schik de ribben een of twee keer.

4. Leg de ribben op een bord; tent met aluminiumfolie om warm te blijven. Gebruik een lepel om het vet van het

oppervlak van de saus te scheppen. Kook de saus tot deze is teruggebracht tot 2 kopjes, ongeveer 5 minuten. Verdeel knolselderpuree over 6 borden; top met ribben en saus. Werk af met Tangerine Gremolata.

Selderijsoep: combineer in een grote pan 3 pond knolselderij, geschild en in stukken van 1 inch gesneden, en 4 kopjes kippenbouillon (zie<u>recept</u>) of ongezouten kippenbouillon. Waterkokers; Zet het vuur laag. Giet de knolselderij af, bewaar de bouillon. Doe de knolselderij terug in de pot. Voeg 1 eetlepel olijfolie en 2 theelepels gehakte verse tijm toe. Pureer de knolselderij door de aardappelen te pureren en de gereserveerde bouillon toe te voegen, een paar eetlepels per keer naar behoefte, om de gewenste consistentie te bereiken.

Tangerine Gremolata: combineer in een kleine kom ½ kopje gehakte verse peterselie, 2 eetlepels fijngeraspte mandarijn-sinaasappelschil en 2 fijngehakte teentjes knoflook.

## BOUILLON VAN RUNDERBOTTEN

LES:25 minuten bakken: 1 uur koken: 8 uur Opbrengst: 8-10 kopjes

BENIGE OSSENSTAARTJES VORMEN EEN ZEER RIJKE BOUILLONDIE KAN WORDEN GEBRUIKT IN ELK RECEPT DAT RUNDERBOUILLON VEREIST, OF GEWOON KAN WORDEN GENOTEN IN EEN MEENEEMBEKER OP ELK MOMENT VAN DE DAG. HOEWEL OSSENSTAARTEN VROEGER VAN EEN STIER KWAMEN, KOMEN ZE TEGENWOORDIG VAN EEN VLEESDIER.

5 wortelen, in stukjes

5 stengels bleekselderij, grof gehakt

2 gele uien, ongepeld, gehalveerd

8 oz witte champignons

1 teentje knoflook, ongepeld, gehalveerd

2 kilo ossenstaart- of runderbot

2 tomaten

12 kopjes koud water

3 laurierblaadjes

1. Verwarm de oven voor op 400 ° F. Leg wortelen, selderij, ui, champignons en knoflook op een groot omrande bakplaat of ondiepe bakplaat. plaats de botten bovenop de groenten. Verwerk de tomaten in een keukenmachine tot een gladde massa. Verdeel de tomaten over de botten om ze te bedekken (het is niet erg als er wat puree op de pan en op de groenten druppelt). Grill gedurende 1-1½ uur of tot de botten

gekleurd zijn en de groenten gekarameliseerd zijn. Breng de botten en groenten over in een pot van 10-12 liter of een Nederlandse oven. (Als een deel van het tomatenmengsel karamelliseert op de bodem van de pan, voeg dan 1 kop heet water toe aan de pan en schraap de stukjes op. Giet de vloeistof over de botten en groenten en verminder de hoeveelheid water met 1 kop.) .

2. Breng het mengsel langzaam aan de kook op middelhoog tot hoog vuur. Vuur verminderen; dek af en laat de bouillon 8-10 uur sudderen, af en toe roeren.

3. Zeef de bouillon; gooi botten en groenten weg. verse bouillon; breng de bouillon over in een opslagcontainer en zet deze maximaal 5 dagen in de koelkast; bevriezen tot 3 maanden. *

Instructies voor de slowcooker: Gebruik in een slowcooker van 6 tot 8 liter 1 pond runderbot, 3 wortels, 3 stengels bleekselderij, 1 gele ui en 1 teentje knoflook. Pureer 1 tomaat en wrijf hiermee over de pootjes. Grill zoals aangegeven en breng de botten en groenten vervolgens over naar de slowcooker. Schep alle gekarameliseerde tomaten eruit zoals aangegeven en doe ze in de slowcooker. Voeg voldoende water toe om te bedekken. Dek af en kook op hoog totdat de bouillon begint te koken, ongeveer 4 uur. Zet op laag vuur; kook gedurende 12-24 uur. Zeef de bouillon; gooi botten en groenten weg. Bewaren zoals aangegeven.

*Tip: verwijder voorzichtig het vet uit de bouillon en bewaar het een nacht in een afgedekte bak in de koelkast. Het vet stijgt naar de oppervlakte en vormt een stevige laag die gemakkelijk af te schrapen is. De bouillon kan na afkoeling dikker worden.

## TUNESISCH GEKRUIDE VARKENSSCHOUDER MET PIKANTE AARDAPPELEN

LES: Bak gedurende 25 minuten: Bak gedurende 4 uur: 30 minuten Opbrengst: 4 porties

DIT IS EEN HEERLIJK GERECHT OM TE MAKEN EEN KOELE HERFSTDAG. HET VLEES BRAADT URENLANG IN DE OVEN, WAARDOOR JE HUIS HEERLIJK RUIKT EN ER TIJD OVERBLIJFT VOOR ANDERE DINGEN OM TE DOEN. GEBAKKEN ZOETE AARDAPPELEN HEBBEN NIET DEZELFDE KNAPPERIGHEID ALS WITTE AARDAPPELEN, MAAR ZE ZIJN OP HUN EIGEN MANIER LEKKER, VOORAL ALS ZE IN KNOFLOOKMAYONAISE WORDEN GEDOOPT.

VARKENSVLEES
- 1 2½-3 kg varkensvlees met been
- 2 theelepels gemalen ancho pepers
- 2 tl gemalen komijn
- 1 theelepel komijn, licht geplet
- 1 theelepel gemalen koriander
- ½ tl gemalen kurkuma
- ¼ theelepel gemalen kaneel
- 3 eetlepels olijfolie

AARDAPPELCHIPS
- 4 middelgrote zoete aardappelen (ongeveer 2 pond), geschild en in plakjes van ½ inch dik gesneden
- ½ tl gemalen rode peper
- ½ tl uienpoeder

½ tl knoflookpoeder
Olijfolie
1 ui, fijngesneden
Paleo Aïoli (Knoflookmayonaise) (zie<u>recept</u>)

1. Verwarm de oven voor op 300 ° F. Snijd vet van vlees. Meng in een kleine kom gemalen anchochili, gemalen komijn, komijn, koriander, kurkuma en kaneel. Bestrooi het vlees met het kruidenmengsel; Wrijf het vlees gelijkmatig in met je vingers.

2. Verhit 1 eetlepel olijfolie in een ovenvaste pan van 5-6 liter op middelhoog vuur. Bak het varkensvlees aan alle kanten bruin in hete olie. Dek af en braad ongeveer 4 uur of tot het vlees zacht is en een vleesthermometer 190 ° F aangeeft. Haal de braadpan uit de oven. Laat afgedekt staan terwijl je de zoete aardappelfrietjes en uien klaarmaakt. Reserveer 1 eetlepel vet voor de Nederlandse oven.

3. Verhoog de oventemperatuur tot 400 ° F. Voor zoete aardappelfrietjes, combineer zoete aardappelen, resterende 2 eetlepels olijfolie, geplette rode peper, uienpoeder en knoflookpoeder in een grote kom; gooi een jas in. Bekleed een grote of twee kleine bakplaten met folie; bestrijk met meer olijfolie. Schik de zoete aardappelen in een enkele laag op de voorbereide schaal. Bak ongeveer 30 minuten of tot ze zacht zijn en draai de zoete aardappelen halverwege het koken om.

4. Haal ondertussen het vlees uit de braadpan; Dek af met aluminiumfolie om warm te blijven. Giet het vet af en

bewaar 1 eetlepel vet. Plaats het gereserveerde vet terug in de Nederlandse oven. Voeg ui toe; kook op middelhoog vuur gedurende ongeveer 5 minuten of tot ze zacht zijn, af en toe roerend.

5. Doe het varkensvlees en de ui in een serveerschaal. Snijd het varkensvlees in grote stukken met twee vorken. Serveer varkensvlees en aardappelen met Paleo Aïoli.

## CUBAANSE GEGRILDE VARKENSSCHOUDER

LES:15 minuten Marineren: 24 uur Grillen: 2 uur 30 minuten Rusten: 10 minuten Opbrengst: 6-8 porties

BEKEND ALS "LECHÓN ASADO" IN HET LAND VAN HERKOMST,DIT VARKENSGEBRAAD IS GEMARINEERD IN EEN COMBINATIE VAN VERS CITROENSAP, KRUIDEN, GEPLETTE RODE PEPER EN HELE GEHAKTE KNOFLOOK. DOOR HET OP HETE KOLEN TE KOKEN NADAT HET EEN NACHT IN DE MARINADE HEEFT GEWEEKT, KRIJGT HET EEN GEWELDIGE SMAAK.

1 teentje knoflook, gescheiden, gepeld en fijngehakt

1 dl grof gesneden ui

1 kopje olijfolie

1⅓ kopje vers citroensap

⅔ kopje vers sinaasappelsap

1 el gemalen komijn

1 eetlepel gedroogde oregano, geplet

2 tl versgemalen zwarte peper

1 tl gemalen rode peper

1 4-5 kilo gebraden varkensschouder zonder been

1. Scheid voor de marinade de knoflookkoppen in teentjes. Kruidnagels schillen en hakken; plaats in een grote kom. Voeg ui, olijfolie, limoensap, sinaasappelsap, komijn, oregano, zwarte peper en geplette rode peper toe. Meng goed en reserveer.

2. Prik met een schilmesje aan alle kanten diep in het varkensvlees. Laat de biefstuk voorzichtig in de

marinade zakken en dompel hem zo veel mogelijk onder in de vloeistof. Bedek de kom goed met plastic folie. Marineer 24 uur in de koelkast, één keer keren.

3. Haal het varkensvlees uit de marinade. Giet de marinade in een middelgrote pan. Waterkokers; kook gedurende 5 minuten. Haal van het vuur en laat afkoelen. Opzij zetten.

4. Plaats voor de houtskoolgrill de houtskool op middelhoog vuur rond de lekbak. Probeer het eens in een pan op middelhoog vuur. Leg het vlees op het grillrooster boven de lekbak. Dek af en gril gedurende 2½ tot 3 uur of tot een thermometer in het midden van het gebraad 140°F aangeeft. (In een gasgrill de grill voorverwarmen. Zet het vuur laag tot medium. Zet klaar. Leg het vlees op het grillrooster met een ovenvaste brander. Dek af en gril volgens de instructies.) Haal het vlees van de grill. grillen. Dek losjes af met folie en laat 10 minuten rusten alvorens te snijden of weg te gooien.

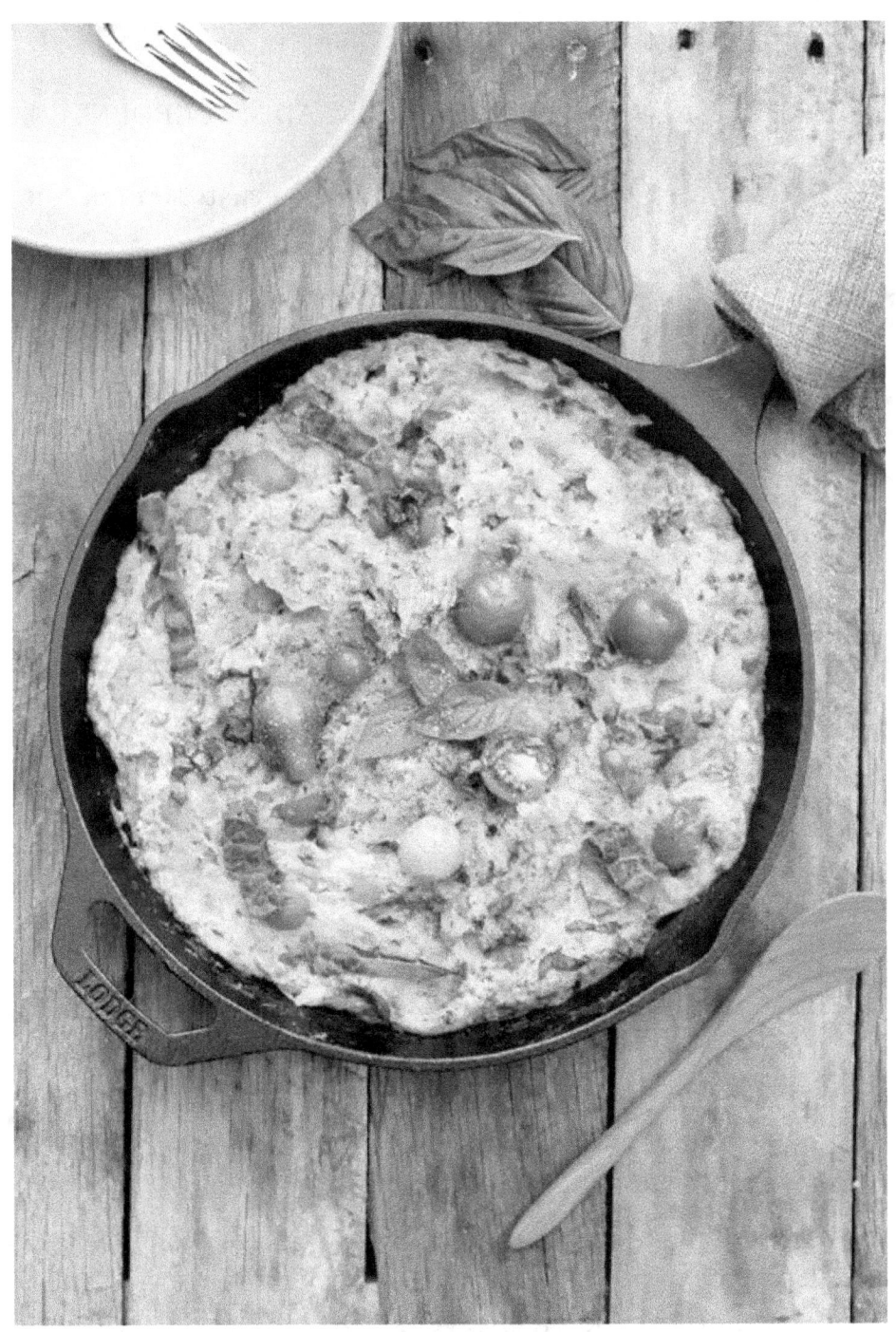

## GEKRUID ITALIAANS VARKENSGEBRAAD MET GROENTEN

LES:20 minuten braden: 2 uur 25 minuten rust: 10 minuten
Opbrengst: 8 porties

"VERS IS HET LEKKERST" IS EEN GOEDE MANTRATE VOLGEN ALS HET OM KOKEN GAAT. GEDROOGDE KRUIDEN WERKEN ECHTER PRIMA ALS TOPPING OP VLEES. TERWIJL DE KRUIDEN DROGEN, WORDEN HUN SMAKEN GECONCENTREERD. WANNEER ZE IN CONTACT KOMEN MET HET VOCHT VAN HET VLEES, GEVEN ZE HUN SMAAK AF AAN HET VLEES, ZOALS IN DIT ITALIAANSE BRAADSTUK GEKRUID MET PETERSELIE, VENKEL, OREGANO, KNOFLOOK EN HETE, GEBARSTEN RODE PEPER.

- 2 eetlepels gedroogde peterselie, gehakt
- 2 eetlepels venkelzaad, geplet
- 4 tl gedroogde oregano, geplet
- 1 theelepel versgemalen zwarte peper
- ½ tl gemalen rode peper
- 4 teentjes knoflook, gehakt
- 1 4 kg varkensschouder met bot
- 1-2 eetlepels olijfolie
- 1¼ kopjes water
- 2 middelgrote uien, geschild en in plakjes
- 1 grote venkelknol, schoongemaakt, klokhuis verwijderd en in plakjes gesneden
- 2 kilo spruitjes

1. Verwarm de oven voor op 325 ° F. Combineer in een kleine kom peterselie, venkelzaad, oregano, zwarte

peper, geplette rode peper en knoflook; Opzij zetten. Verwijder het varkensvlees indien nodig. Snijd het vet van het vlees. Wrijf het vlees aan alle kanten in met het kruidenmengsel. Bak opnieuw om bij elkaar te houden indien gewenst.

2. Verhit de olie in een braadpan op middelhoog vuur. Braad het vlees aan alle kanten bruin in hete olie. Giet het vet af. Giet water in de braadpan rond het gebraad. 1 ½ uur onafgedekt roosteren. Schik ui en venkel rond het varkensvlees. Dek af en bak nog eens 30 minuten.

3. Snijd ondertussen de steeltjes van de spruitjes en verwijder de uitgebloeide buitenste bladeren. Snijd de spruitjes doormidden. Plaats de spruitjes in de Dutch oven, in laagjes bovenop de andere groenten. Dek af en gril nog 30-35 minuten of tot de groenten en het vlees gaar zijn. Leg het vlees op een serveerschaal en dek af met folie. Laat 15 minuten rusten alvorens te snijden. Giet over de groenten met de sappen van de pan zodat ze onder staan. Leg de groenten op een serveerschaal of kom met een schuimspaan; deksel om warm te blijven.

4. Verwijder met een grote lepel het vet uit de pansappen. Giet de rest van het pan-sap door een zeef. Snijd het varkensvlees, verwijder het bot. Serveer het vlees met groenten en pannensappen.

## VARKENSVLEESMOL UIT DE SLOWCOOKER

LES:20 minuten langzaam koken: 8-10 uur (laag) of 4-5 uur (hoog) Opbrengst: 8 porties

MET KOMIJN, KORIANDER, OREGANO, TOMATEN, AMANDELEN, ROZIJNEN, CHILI EN CHOCOLADE,DEZE RIJKE EN PITTIGE SAUS HEEFT VEEL TE BIEDEN, OP EEN GOEDE MANIER. HET IS EEN IDEALE MAALTIJD OM 'S OCHTENDS MEE TE BEGINNEN VOORDAT JE AAN JE DAG BEGINT. ALS JE THUISKOMT IS HET ETEN BIJNA KLAAR EN RUIKT JE HUIS HEERLIJK.

- 1 gefrituurde varkensschouder van 3 kilo zonder been
- 1 dl ui, grof gesneden
- 3 teentjes knoflook, in plakjes
- 1½ dl runderbottenbouillon (zie<u>recept</u>), kippenbouillon (zie<u>recept</u>), of ongezouten kippen- of runderbouillon
- 1 el gemalen komijn
- 1 el gemalen koriander
- 2 tl gedroogde oregano, geplet
- 1 15-ounce blik ongezouten tomatenblokjes, uitgelekt
- 1 6 oz kan geen zoute tomatenpuree toevoegen
- ½ kopje gesneden amandelen, geroosterd (zie<u>karig</u>)
- ¼ kopje ongerijpte rozijnen of gouden krenten
- 2 ons ongezoete chocolade (zoals Scharffen Berger 99% cacaoreep), grof gehakt
- 1 gedroogde ancho of Chipotle chili
- 2 4-inch kaneelstokjes

¼ kopje verse koriander, gehakt

1 avocado, geschild, klokhuis verwijderd en in dunne plakjes gesneden

1 limoen, in plakjes gesneden

⅓ kopje ongezouten geroosterde groene pompoenpitten (optioneel) (zie karig)

1. Snijd het vet van het varkensvlees. Snijd het vlees eventueel zo dat het in een slowcooker van 5-6 liter past; Opzij zetten.

2. Meng ui en knoflook in een slowcooker. Combineer runderbouillon, komijn, koriander en oregano in een glazen maatbeker met 2 kopjes; giet in de pot. Voeg tomatenblokjes, tomatenpuree, amandelen, rozijnen, chocolade, gedroogde chili en kaneelstokjes toe. Doe het vlees in de pan. Giet er wat tomatenmengsel over. Dek af en kook op laag gedurende 8-10 uur of op hoog gedurende 4-5 uur of tot het varkensvlees zacht is.

3. Leg het varkensvlees op een snijplank; om wat af te koelen. Versnipper het vlees met twee vorken. Dek het vlees af met aluminiumfolie en bewaar.

4. Verwijder de gedroogde pepers en kaneelstokjes en gooi ze weg. Verwijder met een grote lepel het vet uit het tomatenmengsel. Doe het tomatenmengsel in een blender of keukenmachine. Dek af en mix of verwerk tot bijna glad. Doe de pulled pork en saus terug in de slowcooker. Houd warm op laag vuur tot het klaar is om te serveren, niet langer dan 2 uur.

5. Voeg vlak voor het serveren koriander toe. Serveer de mol in kommen en garneer met plakjes avocado, schijfjes limoen en eventueel pompoenpitten.

# STOOFPOTJE VAN VARKENSVLEES EN POMPOEN MET KOMIJN

LES:30 minuten koken: 1 uur Opbrengst: 4 porties

MOSTERDGROENTEN MET PEPER EN POMPOENSAPVOEGT LEVENDIGE KLEUREN EN VEEL VITAMINES, VEZELS EN FOLIUMZUUR TOE AAN DEZE STOOFPOT GEKRUID MET OOST-EUROPESE KRUIDEN.

- 1 1¼ tot 1½ kilo geroosterde varkensschouder
- 1 eetlepel paprikapoeder
- 1 eetlepel komijn, fijn gemalen
- 2 tl droge mosterd
- ¼ theelepel cayennepeper
- 2 eetlepels geraffineerde kokosolie
- 8 ons dun gesneden verse champignons
- 2 stengels bleekselderij, kruislings in plakjes van 1 inch gesneden
- 1 kleine rode ui, dun gesneden
- 6 fijngehakte teentjes knoflook
- 5 kopjes kippenbouillon (zierecept) of kippenbouillon zonder toegevoegd zout
- 2 dl geschilde en in blokjes gesneden pompoen
- 3 dl grof gesneden mosterdblad of mosterdblad
- 2 eetlepels verse salie in reepjes gesneden
- ¼ kopje vers citroensap

1. Snijd het vet van het varkensvlees. Snijd varkensvlees in blokjes van 1½ inch; plaats in een grote kom. Meng

paprika, komijn, gedroogde mosterd en cayennepeper in een kleine kom. Strooi over het varkensvlees, meng tot een gladde massa.

2. Verhit de kokosolie in een pan van 4-5 liter op middelhoog vuur. Voeg de helft van het vlees toe; kook tot het bruin is, af en toe roerend. Haal het vlees uit de pan. Herhaal met de rest van het vlees. Bewaar het vlees.

3. Voeg champignons, bleekselderij, rode ui en knoflook toe aan de braadpan. Laat 5 minuten koken, af en toe roeren. Doe het vlees terug in de braadpan. Voeg voorzichtig de kippenbouillon toe. Waterkokers; Zet het vuur laag. Dek af en kook op laag vuur gedurende 45 minuten. Voeg pompoen toe. Dek af en laat nog 10-15 minuten sudderen of tot het varkensvlees en de pompoen gaar zijn. Voeg mosterdgroenten en salie toe. Kook 2-3 minuten of tot de groenten zacht zijn. Voeg citroensap toe.

## TOP ENTRECOTE GEVULD MET FRUIT MET COGNACSAUS

LES:30 minuten koken: 10 minuten bakken: 1 uur en 15 minuten rusten: 15 minuten Opbrengst: 8-10 porties

DIT LUXE GEBRAAD IS PERFECTEEN SPECIALE GELEGENHEID OF FAMILIEFEEST, VOORAL IN DE HERFST. DE SMAKEN (APPELS, NOOTMUSKAAT, GEDROOGD FRUIT EN NOTEN) VANGEN DE ESSENTIE VAN DAT SEIZOEN. SERVEER MET AARDAPPELPUREE EN GEROOSTERDE BIETENSALADE (ZIE<u>RECEPT</u>).

BAK
- 1 eetlepel olijfolie
- 2 kopjes geschilde en gehakte Granny Smith-appels (ongeveer 2 middelgrote)
- 1 fijngehakte sjalot
- 1 eetlepel verse tijm in reepjes gesneden
- ¾ tl versgemalen zwarte peper
- ⅛ theelepel gemalen nootmuskaat
- ½ kopje gehakte zwavelvrije gedroogde abrikozen
- ¼ kopje gehakte walnoten, geroosterd (zie<u>karig</u>)
- 1 kopje kippenbouillon (zie<u>recept</u>) of kippenbouillon zonder toegevoegd zout
- 1 3 kg varkenskop gebraden varkensfilet (enkele filet)

BRANDEWIJN SAUS
- 2 eetlepels appelcider
- 2 el cognac
- 1 theelepel Dijon-stijl mosterd (zie<u>recept</u>)

vers gemalen zwarte peper

1. Verhit voor de vulling olijfolie in een grote pan op middelhoog vuur. Voeg de appels, sjalotten, tijm, ¼ theelepel peper en nootmuskaat toe; kook 2 tot 4 minuten of tot appels en sjalotten zacht en lichtbruin zijn, af en toe roeren. Voeg abrikozen, walnoten en 1 eetlepel bouillon toe. Kook onafgedekt gedurende 1 minuut om de abrikozen zacht te maken. Haal van het vuur en zet opzij.

2. Verwarm de oven voor op 325 ° F. Snijd het varkensgebraad in plakjes door het midden van het gebraad in de lengte in te snijden en ½ inch van één kant af te snijden. Spreid het gebraad open. Steek het mes horizontaal in de V-snede aan één kant van de V-snede en snijd ½ inch vanaf de zijkant. Herhaal aan de andere kant van de V. Spreid het gebraad uit en dek af met plasticfolie. Werk vanuit het midden naar de randen en sla de biefstuk met een vleeshamer tot hij ongeveer ¾ inch dik is. Verwijder de plastic folie en gooi deze weg. Verdeel de vulling over het gebraad. Draai de biefstuk vanaf de korte kant in een spiraal. Bind op verschillende plaatsen met 100% katoenen keukentouw om het gebraad bij elkaar te houden. Bestrooi het gebraad met de resterende ½ theelepel peper.

3. Leg de biefstuk op het rek in een ondiepe braadpan. Plaats de oventhermometer in het midden van het gebraad (niet de vulling). Bak onafgedekt gedurende 1 uur en 15 minuten tot 1 uur en 30 minuten of tot een thermometer 145 ° F aangeeft. Verwijder het

gebraad en dek losjes af met folie; laat 15 minuten rusten alvorens te snijden.

4. Klop intussen voor de cognacsaus de rest van de bouillon en de appelcider door het vet in de koekenpan en schraap de aanbaksels los. Zeef het vet in een middelgrote pan. Waterkokers; kook ongeveer 4 minuten of tot de saus met een derde is ingekookt. Voeg cognac en mosterd in Dijon-stijl toe. Breng op smaak met meer peper. Serveer de saus bij het varkensvlees.

## GEROOSTERD VARKENSVLEES PORCHETTA STIJL

LES:15 minuten Marineren: Nacht rusten: 40 minuten Braden: 1 uur Opbrengst: 6 porties

ITALIAANSE TRADITIONELE PORCHETTA(SOMS GESPELD ALS PORKETTA IN HET AMERIKAANS-ENGELS) IS EEN VARKEN ZONDER BEEN GEVULD MET KNOFLOOK, VENKEL, PEPER EN KRUIDEN ZOALS SALIE OF ROZEMARIJN, DAT VERVOLGENS OP EEN SPIES WORDT GELEGD EN BOVEN HOUT WORDT GEGRILD. HET IS MEESTAL OOK ERG ZOUT. DEZE PALEOVERSIE IS VEREENVOUDIGD EN ERG LEKKER. VERVANG DE SALIE EVENTUEEL DOOR VERSE ROZEMARIJN OF GEBRUIK EEN MENGSEL VAN DE TWEE KRUIDEN.

- 1 2-3 kilo gebakken varkensfilet zonder been
- 2 el venkelzaad
- 1 tl zwarte peper
- ½ tl gemalen rode peper
- 6 fijngehakte teentjes knoflook
- 1 eetlepel fijn geraspte sinaasappelschil
- 1 eetlepel verse salie in reepjes gesneden
- 3 eetlepels olijfolie
- ½ dl droge witte wijn
- ½ kopje kippenbouillon (zie<u>recept</u>) of kippenbouillon zonder toegevoegd zout

1. Haal het varkensvlees uit de koelkast; Laat 30 minuten op kamertemperatuur komen. Rooster ondertussen in een kleine koekenpan de venkelzaadjes op middelhoog vuur, vaak roerend, gedurende ongeveer

3 minuten of tot ze donker van kleur en geurig zijn; koud. Breng over naar een schone kruidenmolen of koffiemolen. Voeg de paprika en de geplette rode peper toe. Maal tot medium fijn. (Niet vermalen tot poeder.)

2. Verwarm de oven voor op 325 ° F. Combineer in een kleine kom de gemalen kruiden, knoflook, sinaasappelschil, salie en olijfolie tot een pasta. Leg het varkensvlees op het rooster in een kleine ovenschaal. Wrijf het mengsel over het varkensvlees. (Desgewenst plaats gekruid varkensvlees in een glazen ovenschaal van 9 x 13 x 2 inch. Dek af met plasticfolie en laat het een nacht in de koelkast staan om te marineren. Breng het vlees voor het koken over naar een braadpan en laat het 30 minuten op kamertemperatuur staan voordat het gaat koken. . )

3. Rooster het varkensvlees gedurende 1 tot 1½ uur of tot een thermometer in het midden van het gebraad 145 ° F aangeeft. Leg het gebraad op een snijplank en dek losjes af met aluminiumfolie. Laat 10-15 minuten staan voordat u gaat snijden.

4. Giet ondertussen het sap uit de pot in een glazen maatbeker. Snijd het vet van de bovenkant af; Opzij zetten. Plaats de braadpan op de brander van het fornuis. Giet wijn en kippenbouillon in de pan. Breng aan de kook op middelhoog vuur en roer om eventuele gebruinde stukjes te breken. Laat ongeveer 4 minuten koken of tot het mengsel iets is verdampt. Roer de gereserveerde pan-sappen erdoor;

Afdrukken. Snijd het varkensvlees in plakjes en serveer met de saus.

## GESTOOFDE VARKENSFILET MET TOMATILLO

LES:40 minuten bakken: 10 minuten bakken: 20 minuten bakken: 40 minuten laten staan: 10 minuten: voor 6 - 8 porties

TOMATILLOS HEBBEN EEN KLEVERIGE, KAASACHTIGE COATINGONDER HUN PAPIEREN HUIDEN. NA HET VERWIJDEREN VAN DE SCHILLEN EVEN AFSPOELEN ONDER STROMEND WATER EN ZE ZIJN KLAAR VOOR GEBRUIK.

- 1 pond tomatillos, geschild, ontdarmd en gespoeld
- 4 serranopepers, stelen, zaden en gehalveerd (ziekarig)
- 2 jalapeños, stengels, zaden en gehalveerd (ziekarig)
- 1 grote gele paprika, stengels, zaden en gehalveerd
- 1 grote oranje paprika, stengels, zaden en gehalveerd
- 2 eetlepels olijfolie
- 1 2-2½ kilo gefrituurde varkensfilet zonder been
- 1 grote gele ui, geschild, gehalveerd en in dunne plakjes gesneden
- 4 teentjes knoflook, gehakt
- ¾ kopje water
- ¼ kopje vers limoensap
- ¼ kopje verse koriander, gehakt

1. Verwarm de grill op hoog vuur. Bekleed een bakplaat met aluminiumfolie. Schik de tomatillos, serranopepers, jalapeños en paprika's op de voorbereide bakplaat. Grill groenten 10 cm van het vuur tot ze goed verkoold zijn, draai de tomatillos af en toe en verwijder de groenten als ze verkoold zijn, 10 tot 15 minuten. Doe serranos, jalapeños en

tomatillos in een kom. Leg de paprika's op een bord. Zet de groenten opzij om af te koelen.

2. Verhit de olie in een grote koekenpan op middelhoog vuur tot deze glanst. Dep het varkensvlees droog met schoon keukenpapier en leg het in de pan. Bak aan alle kanten mooi gekleurd en draai het braadstuk gelijkmatig om. Leg het gebraad op een schaal. Verlaag het vuur tot medium. Voeg ui toe aan de pan; kook en roer gedurende 5-6 minuten of tot ze goudbruin zijn. Voeg knoflook toe; bak nog 1 minuut. Haal de koekenpan van het vuur.

3. Verwarm de oven voor op 350 ° F. Combineer voor tomatillosaus tomatillos, serranos en jalapeños in een keukenmachine of blender. Dek af en roer of verwerk tot een gladde massa; voeg de ui toe aan de pan. Verhit de braadpan opnieuw. Waterkokers; kook 4-5 minuten of tot het mengsel donker en dik is. Voeg water, citroensap en koriander toe.

4. Spreid de tomatillosaus uit in een ondiepe braadpan of een rechthoekige ovenschaal van 3 liter. Doe het varkensvlees in de saus. Dek goed af met aluminiumfolie. Bak gedurende 40-45 minuten of tot een thermometer in het midden van de braadpan 140°F aangeeft.

5. Snijd de paprika's in reepjes. Voeg de tomatensaus toe aan de pan. Los bewaren in folie; laat 10 minuten rusten. Snijd het vlees; roer de saus erdoor. Serveer het gesneden varkensvlees royaal bedekt met tomatensaus.

## VARKENSFILET GEVULD MET ABRIKOOS

LES:20 minuten bakken: 45 minuten rusten: 5 minuten
Opbrengst: 2-3 porties

- 2 middelgrote verse abrikozen, grof gehakt
- 2 el zwavelvrije rozijnen
- 2 el gehakte walnoten
- 2 tl geraspte verse gember
- ¼ theelepel gemalen kardemom
- 1 12 oz varkenshaas
- 1 eetlepel olijfolie
- 1 eetlepel Dijon-stijl mosterd (zie<u>recept</u>)
- ¼ tl zwarte peper

1. Verwarm de oven voor op 375° F. Bekleed een bakplaat met aluminiumfolie; plaats het rooster op de bakplaat.

2. Meng abrikozen, rozijnen, walnoten, gember en kardemom in een kleine kom.

3. Maak een snede in de lengte door het midden van het varkensvlees en snij ½ inch vanaf één kant. vlinder om te openen Leg het varkensvlees tussen twee lagen folie. Gebruik de platte kant van een vleeshamer om lichtjes te rollen tot een dikte van ½ inch. Vouw het uiteinde van de staart om tot een platte rechthoek. Klop het vlees lichtjes tot een gelijkmatige dikte.

4. Verdeel het abrikozenmengsel over het varkensvlees. Begin bij het smalle uiteinde en rol het varkensvlees. Bind eerst met 100% katoenen keukentouw in het

midden en daarna met intervallen van 2,5 cm. Leg de biefstuk op de grill.

5. Meng olijfolie en mosterd in Dijon-stijl; borstel over het gebraad. Bestrooi het gebraad met peper. Bak gedurende 45-55 minuten of tot een thermometer in het midden van de braadpan 140°F aangeeft. Laat 5-10 minuten staan alvorens te snijden.

## GEKRUIDE VARKENSFILET MET KROKANTE KNOFLOOKOLIE

LES:15 minuten bakken: 30 minuten koken: 8 minuten rusten: 5 minuten Opbrengst: 6 porties

⅓ kopje Dijon-stijl mosterd (zie recept)
¼ kopje gehakte verse peterselie
2 eetlepels verse tijm in reepjes gesneden
1 eetlepel verse rozemarijn in reepjes gesneden
½ tl zwarte peper
2 12oz varkenshaasjes
½ kopje olijfolie
¼ kopje fijngehakte verse knoflook
¼-1 theelepel gemalen rode peper

1. Verwarm de oven voor op 450 ° F. Bekleed een bakplaat met aluminiumfolie; plaats het rooster op de bakplaat.

2. Meng de mosterd, peterselie, tijm, rozemarijn en zwarte peper tot een pasta in een kleine kom. Verdeel het mosterd-kruidenmengsel over en rond het varkensvlees. Leg het varkensvlees op de grill om dicht te schroeien. Plaats het gebraad in de oven; lagere temperatuur 375 °F. Bak gedurende 30-35 minuten of tot een thermometer in het midden van de braadpan 140°F aangeeft. Laat 5-10 minuten staan alvorens te snijden.

3. Meng ondertussen voor de knoflookolie olijfolie en knoflook in een kleine steelpan. Kook op laag vuur

gedurende 8-10 minuten of tot de knoflook goudbruin is en knapperig begint te worden (laat de knoflook niet verbranden). Haal van het vuur; voeg gemalen rode peper toe. Snijd het varkensvlees; giet knoflookolie over de plakjes voor het opdienen.

## INDIAAS GEKRUID VARKENSVLEES MET KOKOSSAUS

VAN BEGIN TOT EIND:20 minuten opbrengst: 2 porties

3 theelepels kerriepoeder
2 tl garam masala zonder zout
1 theelepel gemalen komijn
1 theelepel gemalen koriander
1 12 oz varkenshaas
1 eetlepel olijfolie
½ kopje gewone kokosmelk (zoals het merk Nature's Way)
¼ kopje verse koriander, gehakt
2 el gehakte verse munt

1. Meng in een kleine kom 2 theelepels kerriepoeder, garam masala, komijn en koriander. Snijd varkensvlees in plakjes van ½ inch dik; bestrooi met kruiden. .

2. Verhit de olijfolie in een grote pan op middelhoog vuur. Leg de plakjes varkensvlees in de pan; kook gedurende 7 minuten, één keer keren. Haal varkensvlees uit de pan; deksel om warm te blijven. Voeg aan de saus de kokosmelk en de resterende theelepel kerrie toe aan de pan en roer om de stukjes te breken. Kook op laag vuur gedurende 2-3 minuten. Voeg koriander en munt toe. Voeg varkensvlees toe; kook tot het erdoorheen is verwarmd, giet de saus over het varkensvlees.

# VARKENSVLEES SCALOPPINI MET APPELS EN GEKRUIDE KASTANJES

LES:20 minuten koken: 15 minuten Opbrengst: 4 porties

- 2 12oz varkenshaasjes
- 1 eetlepel uienpoeder
- 1 eetlepel knoflookpoeder
- ½ tl zwarte peper
- 2-4 eetlepels olijfolie
- 2 Fuji- of Pink Lady-appels, geschild, klokhuis verwijderd en grof gehakt
- ¼ kopje gehakte sjalotten
- ¾ theelepel gemalen kaneel
- ⅛ theelepel gemalen kruidnagel
- ⅛ theelepel gemalen nootmuskaat
- ½ kopje kippenbouillon (zie recept) of kippenbouillon zonder toegevoegd zout
- 2 eetlepels vers citroensap
- ½ kopje geroosterde gepelde kastanjes, gehakt* of gehakte walnoten
- 1 eetlepel verse salie in reepjes gesneden

1. Snijd de ossenhaas in plakjes van een halve centimeter dik. Leg de plakjes varkensvlees tussen twee vellen plastic folie. Pureer met de platte kant van een vleeshamer tot een gladde massa. Strooi uienpoeder, knoflookpoeder en zwarte peper over de plakjes.

2. Verhit 2 eetlepels olijfolie in een grote koekenpan op middelhoog vuur. Bak het varkensvlees in porties

gedurende 3-4 minuten, draai het een keer om en voeg indien nodig meer olie toe. Leg varkensvlees op een bord; afdekken en warm houden.

3. Verhoog het vuur tot middelhoog. Voeg appels, sjalotjes, kaneel, kruidnagel en nootmuskaat toe. Breng aan de kook en roer gedurende 3 minuten. Voeg kippenbouillon en citroensap toe. Dek af en kook gedurende 5 minuten. Haal van het vuur; voeg kastanjes en salie toe. Serveer het appelmengsel over het varkensvlees.

*Opmerking: om de kastanjes te roosteren, verwarm de oven voor op 400 ° F. Snijd een X aan een kant van de kastanjeschaal. Hierdoor wordt de korst losser tijdens het koken. Leg de kastanjes op een bakplaat en bak ze 30 minuten of tot de schil van de noten loskomt en de noten zacht zijn. Wikkel de geroosterde kastanjes in een schone theedoek. Schil de geelwitte schil van de walnoot en schil.

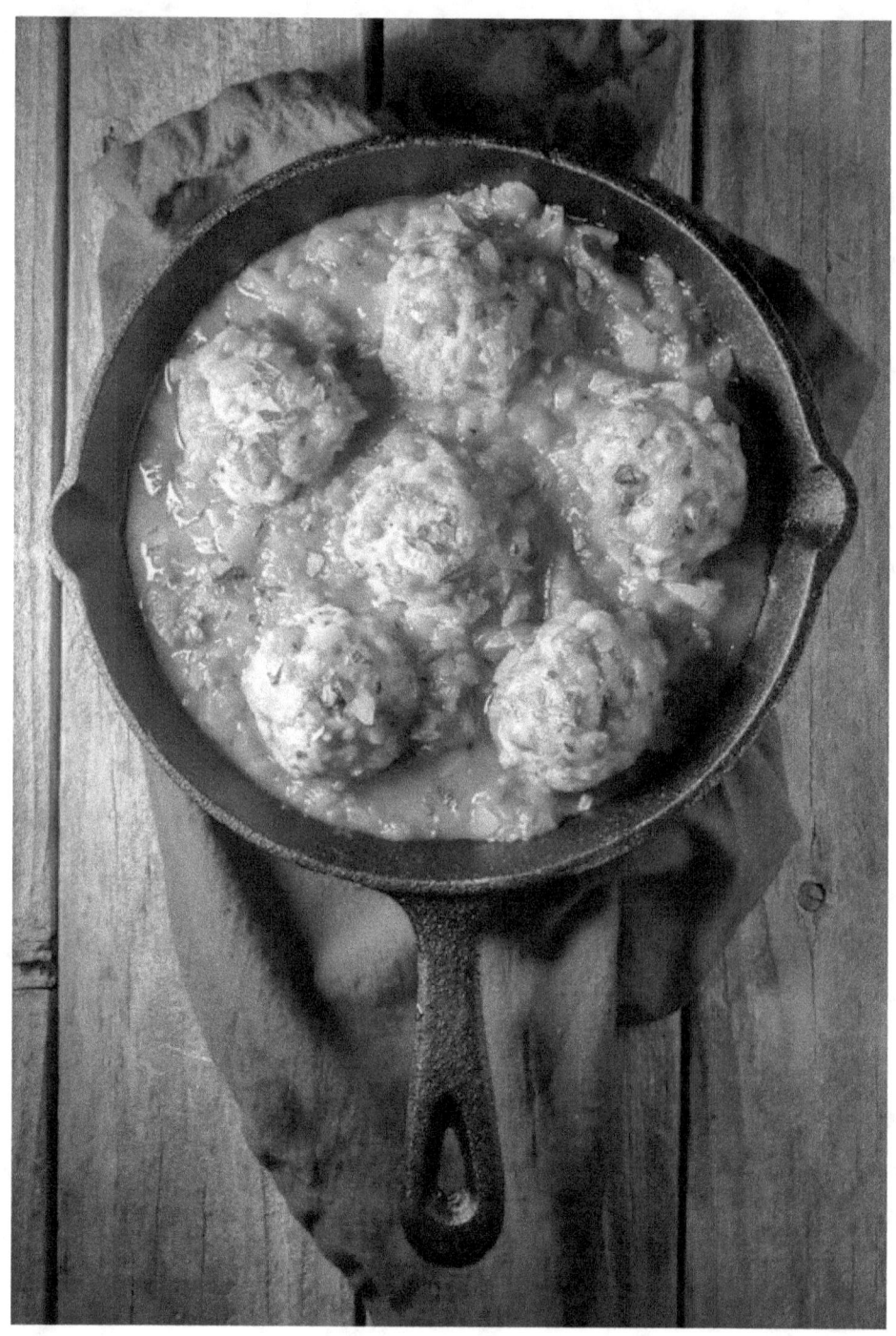

## GEWOKTE FAJITAS VAN VARKENSVLEES

LES:Kooktijd: 20 minuten: 22 minuten Opbrengst: 4 porties

- 1 pond varkenshaas, in reepjes van 2 inch gesneden
- 3 eetlepels ongezouten fajita kruiden of Mexicaanse kruiden (zie recept)
- 2 eetlepels olijfolie
- 1 kleine ui, fijn gesneden
- ½ rode paprika, klokhuis verwijderd en in dunne plakjes gesneden
- ½ zoete oranje paprika, klokhuis verwijderd en in dunne plakjes gesneden
- 1 jalapeño, klokhuis verwijderd en in dunne plakjes gesneden (zie karig) (Optioneel)
- ½ tl komijn
- 1 kopje dun gesneden verse champignons
- 3 eetlepels vers citroensap
- ½ kopje verse koriander, in reepjes gesneden
- 1 avocado, ontpit, geschild en in blokjes
- Gewenste saus (zie recept)

1. Strooi 2 eetlepels fajita-kruiden op het varkensvlees. Verhit in een zeer grote koekenpan 1 eetlepel olie op middelhoog vuur. Voeg de helft van het varkensvlees toe; kook en roer ongeveer 5 minuten of tot het niet meer roze is. Doe het vlees in een kom en dek af om het warm te houden. Herhaal met de resterende olie en varkensvlees.

2. Zet het vuur op medium. Voeg de resterende 1 eetlepel fajita-kruiden, ui, paprika, jalapeno en komijn toe.

Kook en roer ongeveer 10 minuten of tot de groenten gaar zijn. Doe al het vlees en opgehoopte sappen terug in de pan. Voeg champignons en citroensap toe. Kook tot het volledig is opgewarmd. Haal de koekenpan van het vuur; voeg koriander toe. Serveer met avocado en gewenste saus.

## VARKENSFILET MET PORTWIJN EN PRUIMEN

LES:10 minuten frituren: 12 minuten rust: 5 minuten
Opbrengst: 4 porties

PORT IS EEN GULLE WIJN,WAT BETEKENT DAT ER EEN STERKE DRANK ZOALS COGNAC WORDT TOEGEVOEGD OM HET FERMENTATIEPROCES TE STOPPEN. DIT BETEKENT DAT HET MEER RESTSUIKER BEVAT DAN RODE TAFELWIJN EN DUS ZOETER VAN SMAAK IS. JE WILT HET NIET ELKE DAG DRINKEN, MAAR AF EN TOE EEN BEETJE KOKEN IS OOK GOED.

- 2 12oz varkenshaasjes
- 2½ tl gemalen koriander
- ¼ tl zwarte peper
- 2 eetlepels olijfolie
- 1 sjalot, in plakjes
- ½ dl portwijn
- ½ kopje kippenbouillon (zie<u>recept</u>) of kippenbouillon zonder toegevoegd zout
- 20 gedroogde ontpitte pruimen (pruimen)
- ½ tl gemalen rode peper
- 2 theelepels verse dragon in reepjes gesneden

1. Verwarm de oven voor op 400 ° F. Bestrooi varkensvlees met 2 theelepels koriander en zwarte peper.

2. Verhit de olijfolie in een grote ovenvaste pan op middelhoog vuur. Leg de filet in de pan. Kook tot ze aan alle kanten bruin zijn en gelijkmatig bruin

worden, ongeveer 8 minuten. Plaats de pan in de oven. Grill ongeveer 12 minuten onafgedekt of tot een thermometer in het midden van het gebraad 140 ° F aangeeft. Breng de ossenhaas over naar een snijplank. Dek losjes af met folie en laat 5 minuten rusten.

3. Giet ondertussen voor de saus het vet uit de pan en bewaar 1 el. Bak de sjalotten in het achtergehouden vet in een pan op middelhoog vuur gedurende ongeveer 3 minuten of tot ze goudbruin en zacht zijn. Voeg de port toe aan de pan. Breng al roerend aan de kook om eventueel gebruinde stukjes los te schrapen. Voeg de kippenbouillon, pruimen, geplette rode peper en de resterende ½ theelepel koriander toe. Kook op middelhoog vuur een beetje, ongeveer 1-2 minuten. Voeg dragon toe.

4. Snijd het varkensvlees in plakjes en serveer met pruimen en saus.

## VARKENSKOPJES IN MOO SHU-STIJL BOVENOP SALADE EN SNEL GEMARINEERDE GROENTEN

VAN BEGIN TOT EIND: 45 minuten maakt: 4 porties

ALS JE TRADITIONEEL MOO SHU-ETEN HEBT GEGETEN IN EEN CHINEES RESTAURANT WEET JE DAT HET EEN SMAKELIJKE VLEES- EN GROENTEVULLING IS DIE OP DUNNE PANNENKOEKEN WORDT GEGETEN MET EEN ZOETE PRUIMEN- OF HOISINSAUS. DEZE LICHTERE, FRISSERE PALEOVERSIE BESTAAT UIT VARKENSVLEES, PAKSOI EN SHIITAKE-PADDENSTOELEN, GEBAKKEN MET GEMBER EN KNOFLOOK EN GESERVEERD IN SLAWRAPS MET VERSE INGEMAAKTE GROENTEN.

INGEMAAKTE GROENTEN
 1 kopje julienned wortelen
 1 kopje julienned daikon radijs
 ¼ kopje gehakte rode ui
 1 kop ongezoet appelsap
 ½ kopje ciderazijn

VARKENSVLEES
 2 eetlepels olijfolie of geraffineerde kokosolie
 3 eieren, licht losgeklopt
 8 ons varkenshaas, in reepjes van 2 x ½ inch gesneden
 2 theelepels gemalen verse gember
 4 teentjes knoflook, gehakt
 2 kopjes dun gesneden Chinese kool
 1 kopje dun gesneden shiitake-paddenstoelen

¼ kopje dun gesneden ui

8 Boston slablaadjes

1. Meng snel gemarineerde groenten in een grote kom met wortelen, daikon en ui. Verwarm voor de pekel het appelsap en de azijn in een pan tot er stoom opkomt. Giet pekel over groenten in kom; Dek af en zet in de koelkast tot het klaar is om te serveren.

2. Verhit 1 eetlepel olie in een grote koekenpan op middelhoog vuur. Klop de eieren lichtjes los met een garde. Leg eieren in de pan; kook, zonder te roeren, tot de bodems hard zijn, ongeveer 3 minuten. Draai het ei voorzichtig om met een gladde spatel en bak aan de andere kant. Haal het ei uit de pan en doe het in een kom.

3. Verwarm de pan opnieuw; voeg de resterende 1 eetlepel olie toe. Voeg varkensreepjes, gember en knoflook toe. Kook en roer ongeveer 4 minuten op middelhoog vuur of tot het varkensvlees niet meer roze is. Voeg kool en champignons toe; kook en roer ongeveer 4 minuten, of tot de kool geslonken is, de champignons zacht zijn en het varkensvlees gaar is. Haal de koekenpan van het vuur. Snijd het gekookte ei in reepjes. Meng voorzichtig de eierreepjes en lente-uitjes door het varkensmengsel. Serveer met slablaadjes en strooi er gemarineerde groenten over.

## VARKENSKARBONADES MET MACADAMIANOTEN, SALIE, VIJGEN EN ZOETE AARDAPPELPUREE

LES:15 minuten Kooktijd: 25 minuten Opbrengst: 4 porties

IN COMBINATIE MET ZOETE AARDAPPELPUREE,DEZE SAPPIGE, MET SALIE BEDEKTE KARBONADES ZIJN DE PERFECTE HERFSTMAALTIJD EN KOMEN SNEL SAMEN, WAARDOOR ZE PERFECT ZIJN VOOR EEN DRUKKE DOORDEWEEKSE AVOND.

- 4 varkenshaasjes zonder been, gesneden van 3,5 cm dik
- 3 eetlepels verse salie in reepjes gesneden
- ¼ tl zwarte peper
- 3 eetlepels macadamia notenolie
- 2 pond zoete aardappelen, geschild en in stukjes van 1 inch gesneden
- ¾ kopje gehakte macadamianoten
- ½ kopje gehakte gedroogde vijgen
- ⅓ kopje runderbottenbouillon (zie<u>recept</u>) of runderbouillon zonder toegevoegd zout
- 1 eetlepel vers citroensap

1. Bestrooi beide kanten van de karbonades met 2 eetlepels salie en peper; wrijf met de vingers. Verhit 2 eetlepels olie op middelhoog vuur in een grote pan. Plaats schnitzels in de pan; kook 15-20 minuten of tot ze zacht zijn (145 ° F), draai ze halverwege het koken een keer om. Karbonades overbrengen naar een bord; deksel om warm te blijven.

2. Combineer ondertussen in een grote pan de zoete aardappelen en voldoende water om ze te bedekken. Waterkokers; Zet het vuur laag. Dek af en laat 10-15 minuten sudderen of tot de aardappelen gaar zijn. Giet de aardappelen af. Voeg de resterende eetlepel macadamia-olie toe aan de aardappelen en pureer tot ze romig zijn; blijf warm.

3. Voeg aan de saus de macadamianoten toe aan de pan; kook op middelhoog vuur tot ze geroosterd zijn. Voeg gedroogde vijgen en resterende eetlepel salie toe; kook gedurende 30 seconden. Voeg de runderbouillon en het citroensap toe aan de pan en schraap al roerend de aanbaksels los. Giet de saus over de karbonades en serveer met puree van zoete aardappelen.

## ROZEMARIJN-LAVENDEL GEROOSTERDE KARBONADES MET DRUIVEN EN GEROOSTERDE WALNOTEN

LES:Koken 10 minuten: Grill 6 minuten: 25 minuten
Opbrengst: 4 porties

ROOSTER DE DRUIVEN MET DE KARBONADESVERBETERT DE SMAAK EN ZOETHEID. SAMEN MET KNAPPERIGE GEROOSTERDE PECANNOTEN EN EEN SNUFJE VERSE ROZEMARIJN VORMEN ZE EEN PRACHTIGE AANVULLING OP DEZE HARTIGE KARBONADES.

2 eetlepels verse rozemarijn in reepjes gesneden

1 eetlepel gehakte verse lavendel

½ tl knoflookpoeder

½ tl zwarte peper

4 varkenshaasjes, gesneden 1¼ inch dik (ongeveer 3 pond)

1 eetlepel olijfolie

1 grote sjalot, dun gesneden

1½ kopje rode en/of groene pitloze druiven

½ dl droge witte wijn

¾ kopje grof gehakte walnoten

Vers gesneden rozemarijn

1. Verwarm de oven voor op 375 ° F. Combineer in een kleine kom 2 eetlepels rozemarijn, lavendel, knoflookpoeder en peper. Wrijf het kruidenmengsel gelijkmatig in de karbonades. Verhit de olijfolie in een zeer grote ovenvaste pan op middelhoog vuur. Plaats schnitzels in de pan; kook 6-8 minuten of tot ze aan

beide kanten bruin zijn. Karbonades overbrengen naar een bord; afdekken met folie.

2. Voeg de sjalotjes toe aan de pan. Kook en roer op middelhoog vuur gedurende 1 minuut. Druiven en wijn toevoegen. Kook nog ongeveer 2 minuten, roer om eventuele bruine stukjes te breken. Doe de karbonades terug in de pan. Plaats de koekenpan in de oven; grill 25-30 minuten of tot de karbonades gaar zijn (145°F).

3. Verspreid ondertussen de pecannoten in een ondiepe ovenschaal. Voeg toe aan de oven met de karbonades. Grill ongeveer 8 minuten of tot ze geroosterd zijn, roer één keer om voor een gelijkmatige kleuring.

4. Top karbonades met druiven en geroosterde pecannoten. Strooi er verse rozemarijn over.

## VARKENSKARBONADES ONDER FIORENTINA MET GEROOSTERDE BROCCOLI RABE

LES:20 minuten grillen: 20 minuten marineren: 3 minuten nagaren: 4 porties<u>AFBEELDING</u>

"DAAR FLORENCE"BETEKENT PRAKTISCH "IN DE FLORENTIJNSE STIJL". DIT RECEPT IS GEMODELLEERD NAAR BISTECCA ALLA FIORENTINA, EEN TOSCAANSE RIBEYE GEGRILD BOVEN HOUT MET DE EENVOUDIGSTE SMAAKMAKERS, MEESTAL ALLEEN OLIJFOLIE, ZOUT, ZWARTE PEPER EN EEN LAATSTE SCHEUTJE VERSE CITROEN.

- 1 kilo broccoli rabe
- 1 eetlepel olijfolie
- 4 6- tot 8-ounce varkenslende met been, gesneden 1½ tot 2 inch dik
- grof gemalen zwarte peper
- 1 citroen
- 4 dun gesneden teentjes knoflook
- 2 eetlepels verse rozemarijn in reepjes gesneden
- 6 verse salieblaadjes, gehakt
- 1 theelepel geplette rode pepervlokken (of naar smaak)
- ½ kopje olijfolie

1. Blancheer de broccoli rabe een minuut in een grote pan met kokend water. Breng onmiddellijk over in een kom met ijswater. Zodra de broccoli is afgekoeld, laat je hem uitlekken op een met keukenpapier beklede plaat en droog je hem zoveel mogelijk af met extra

papier. Verwijder de papieren handdoeken van de bakplaat. Besprenkel broccoli rabe met 1 eetlepel olijfolie, gooi om te coaten; zet opzij tot het gegrild is.

2. Strooi grof gemalen peper aan beide kanten van de karbonades; Opzij zetten. Verwijder de reepjes schil van de citroen met een dunschiller (bewaar de citroen voor een ander gebruik). Verspreid citroenschil, gesneden knoflook, rozemarijn, salie en gebarsten rode peper op een grote schaal; Opzij zetten.

3. Voor een houtskoolbarbecue verplaatst u de meeste sintels naar één kant van het rooster en laat u wat sintels onder de andere kant van het rooster. Schroei de karbonades direct op kolen gedurende 2-3 minuten of tot een bruine korst ontstaat. Keer de schnitzels en bak de andere kant nog 2 minuten. Verplaats de karbonades naar de andere kant van de grill. Dek af en gril gedurende 10-15 minuten of tot het gaar is (145°F). (In een gasgrill, verwarm de grill voor; verlaag aan één kant van de grill het vuur tot medium. Bak de stukken zoals hierboven op hoog vuur. Verplaats de grill naar de zijkant op middelhoog vuur, ga verder zoals hierboven) .

4. Leg de schnitzels op een bord. Besprenkel de schnitzels met ½ dl olijfolie, keer ze aan beide kanten. Marineer de karbonades 3-5 minuten voor het opdienen, draai het vlees een of twee keer om de smaken van de citroenschil, knoflook en kruiden in het vlees te trekken.

5. Terwijl de ribben rusten, gril je de broccoli rabe tot hij licht verkoold en warm is. Schik de broccoli rabe op een bord met de karbonades; lepel marinade over elke karbonade en broccoli voor het opdienen.

## VARKENSKARBONADES GEVULD MET ESCAROLE

LES:Kooktijd: 20 minuten: 9 minuten Opbrengst: 4 porties

ANDIJVIE KAN GEGETEN WORDEN ALS GROENE SALADE.OF LICHT GEBAKKEN MET KNOFLOOK IN OLIJFOLIE VOOR EEN SNEL BIJGERECHT. GECOMBINEERD MET OLIJFOLIE, KNOFLOOK, ZWARTE PEPER, GEPLETTE RODE PEPER EN CITROEN VORMT HET EEN MOOIE FELGROENE TOPPING VOOR SAPPIGE GEBAKKEN VARKENSKARBONADES.

- 4 6- tot 8-ounce karbonades met been, gesneden ¾-inch dik
- ½ middelgrote andijvie, gehakt
- 4 eetlepels olijfolie
- 1 eetlepel vers citroensap
- ¼ tl zwarte peper
- ¼ theelepel gemalen rode peper
- 2 grote teentjes knoflook, gehakt
- Olijfolie
- 1 eetlepel verse salie in reepjes gesneden
- ¼ tl zwarte peper
- ⅓ kopje droge witte wijn

1. Snijd met een schilmesje een diepe zak van ongeveer 5 cm breed aan de gebogen kant van elke karbonade. Opzij zetten.

2. Meng in een grote kom de andijvie, 2 eetlepels olijfolie, citroensap, ¼ theelepel zwarte peper, geplette rode peper en knoflook. Vul elke kotelet met een kwart van het mengsel. Smeer de karbonades in met olijfolie.

Bestrooi met salie en ¼ theelepel gemalen zwarte peper.

3. Verhit de resterende 2 eetlepels olijfolie op middelhoog vuur in een zeer grote koekenpan. Bak het varkensvlees in 4 minuten aan elke kant bruin. Leg de karbonades op een bord. Voeg de wijn toe aan de pan en schraap de gebruinde stukjes los. Laat de pan-sappen 1 minuut inkoken.

4. Bestrijk de schnitzels voor het opdienen met pannensap.

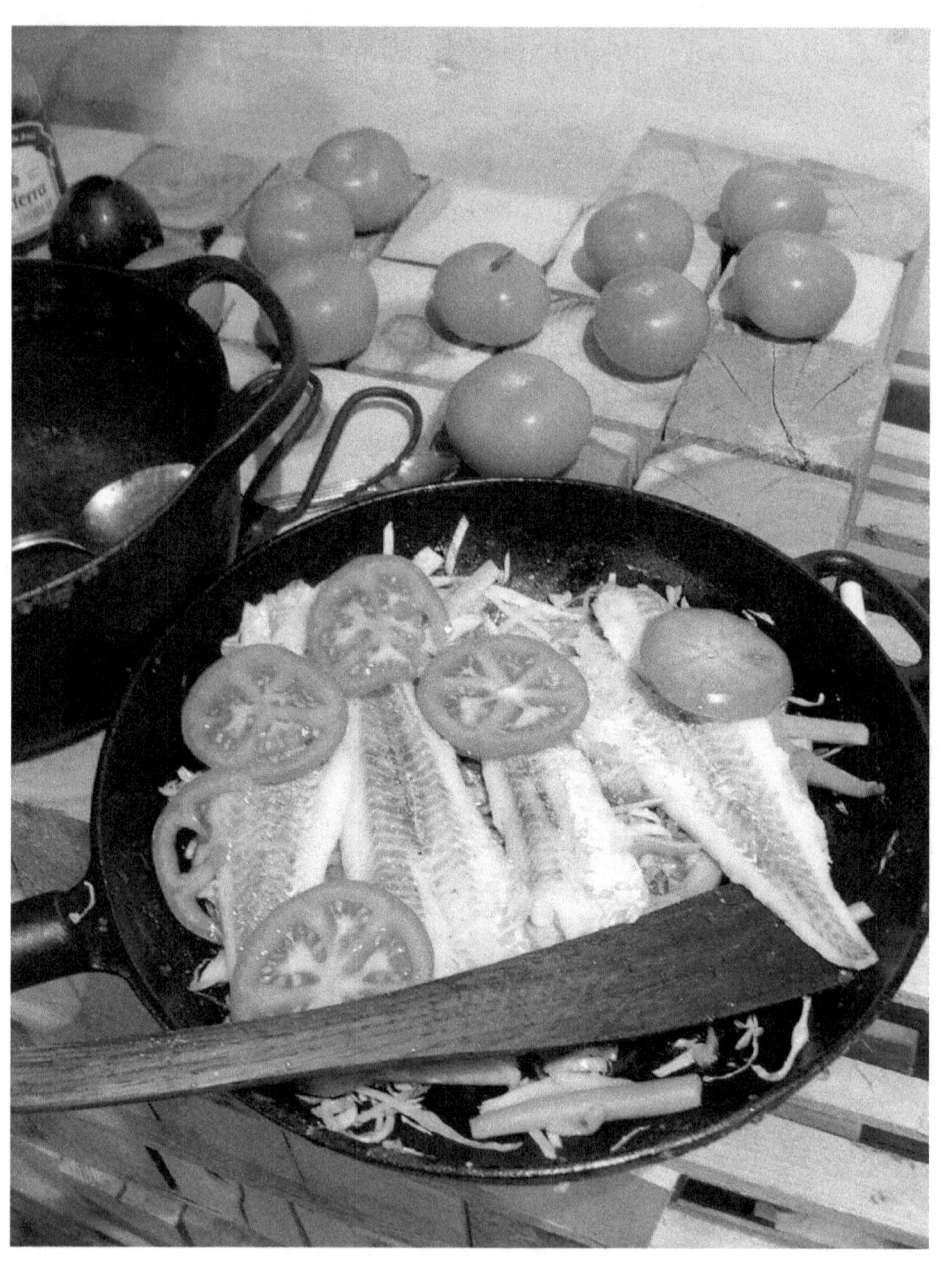

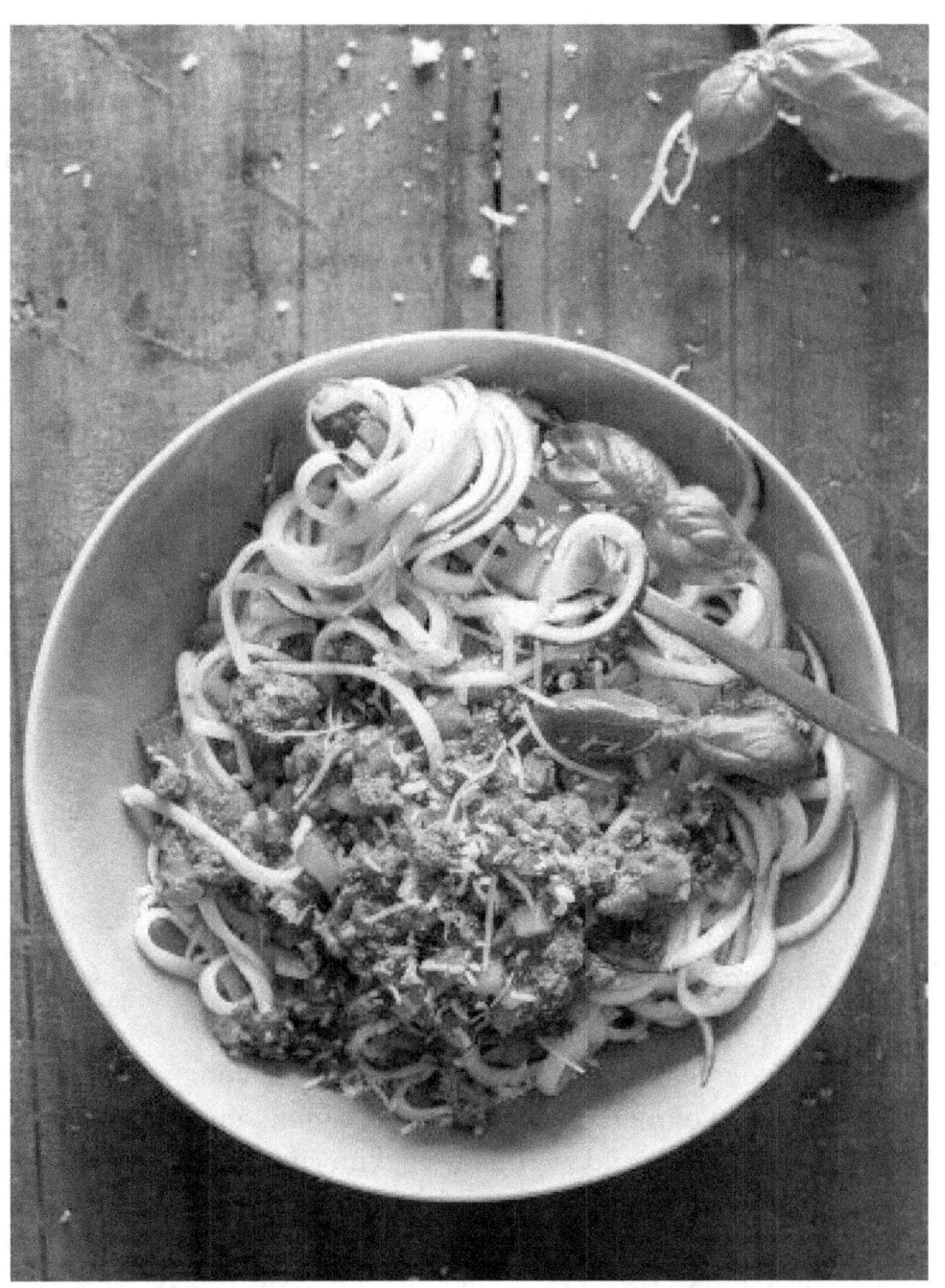

# GEROOKTE SPARERIBS MET DWEILSAUS VAN APPEL-MOSTERD

WASTAFEL:1 uur rust: 15 minuten Gerookt: 4 uur koken: 20 minuten Opbrengst: 4 porties<u>AFBEELDING</u>

RIJKE SMAAK EN VLEZIGE TEXTUUR.GEROOKTE SPARERIBS HEBBEN IETS FRIS EN KROKANTS NODIG. BIJNA ELKE SALADE ZAL HET DOEN, MAAR VENKELSALADE (ZIE<u>RECEPT</u>EN IN BEELD<u>HIER</u>), IS BIJZONDER GOED.

RIB

8-10 stukjes appel- of walnotenhout

3-3½ kilo varkensfilet

¼ kopje gerookte kruiden (zie<u>recept</u>)

DUIK

1 middelgrote aubergine, geschild, klokhuis verwijderd en in dunne plakjes gesneden

¼ kopje gehakte ui

¼ kopje water

¼ kopje ciderazijn

2 eetlepels Dijon-stijl mosterd (zie<u>recept</u>)

2-3 eetlepels water

1. Week de houtsnippers minstens 1 uur voor het koken met voldoende rook om ze te bedekken. Giet af voor gebruik. Snijd zichtbaar vet van ribben. Verwijder indien nodig de dunne film achter de ribben. Leg de ribben in een grote, ondiepe schaal. Bestrooi gelijkmatig met gerookte kruiden; wrijf met de

vingers. Laat 15 minuten op kamertemperatuur staan.

2. Plaats de voorverwarmde kolen, uitgelekte frites en waterpan in de rookoven volgens de instructies van de fabrikant. Giet het water in de pan. Leg de ribben met de botkant naar beneden op een rooster boven een pan met water. (Of plaats de ribben op het rek; plaats de ribben op het rek.) Dek af en rook 2 uur. Handhaaf tijdens het rookproces een temperatuur van ongeveer 225°F in de roker. Voeg indien nodig houtskool en water toe om de temperatuur en vochtigheid te behouden.

3. Combineer ondertussen voor de dweilsaus appelschijfjes, ui en ¼ kopje water in een kleine steelpan. Waterkokers; Zet het vuur laag. Laat afgedekt 10-12 minuten sudderen of tot de appelschijfjes heel zacht zijn, af en toe roeren. Laat het iets afkoelen; doe de appel en ui ongedraineerd in een keukenmachine of blender. Dek af en verwerk of mix tot een gladde massa. Doe de puree terug in de pan. Voeg azijn en mosterd in Dijon-stijl toe. Kook op middelhoog vuur gedurende 5 minuten, af en toe roerend. Voeg 2-3 eetlepels water toe (of meer indien nodig) om de dressing de consistentie van een vinaigrette te geven. Verdeel de saus in drie delen.

4. Bestrijk de ribben na 2 uur royaal met een derde van de dweilsaus. Dek af en braad nog 1 uur. Bestrijk opnieuw met nog een derde van de dweilsaus. Wikkel elke rib in dikke folie en leg de ribben terug in de

roker, indien nodig op elkaar gestapeld. Dek af en braad nog 1 tot 1½ uur of tot de ribben zacht zijn. *

5. Open de ribben en bestrijk ze met het resterende derde deel van de dweilsaus. Snijd de ribben om tussen de botten te serveren.

*Tip: Test de malsheid van de spareribs door voorzichtig de folie van een bordje spareribs te verwijderen. Til de gegroefde plaat op met een tang en houd de plaat in het bovenste kwart van de plaat. Draai de rib zodat de vlezige kant naar beneden ligt. Als de ribben zacht zijn, zou de plaat uit elkaar moeten vallen als je hem optilt. Als het niet mals is, wikkel het dan terug in folie en blijf roken tot de ribben gaar zijn.

## OVENGEBAKKEN BBQ VARKENSRIBBETJES MET VERSE ANANASSALADE

LES:Koken 20 minuten: Bakken 8 minuten: 1 uur en 15 minuten Opbrengst: 4 porties

VARKENSVLEES IN LANDELIJKE STIJL IS VLEZIG,GOEDKOOP EN OP DE JUISTE MANIER BEHANDELD, ZOALS LANGZAAM GEKOOKT EN GESTOOFD IN EEN RIJKE BARBECUESAUS, WORDEN ZE ZACHT TOTDAT ZE SMELTEN.

2 pond boerenribben zonder been

¼ tl zwarte peper

1 eetlepel geraffineerde kokosolie

½ kopje vers sinaasappelsap

1½ dl barbecuesaus (zie recept)

3 dl geraspte boerenkool en/of rode kool

1 dl geraspte wortel

2 dl gehakte ananas

⅓ kopje lichte citrusvinaigrette (zie recept)

BBQ-saus (zie recept) (Optioneel)

1. Verwarm de oven voor op 350 ° F. Bestrooi varkensvlees met peper. Verhit de kokosolie in een zeer grote pan op middelhoog vuur. Voeg varkensribbetjes toe; kook 8 tot 10 minuten of tot ze bruin en gelijkmatig bruin zijn. Leg de ribben in een rechthoekige ovenschaal van 3 liter.

2. Voeg voor de saus het sinaasappelsap toe aan de pan en schraap al roerend de aanbaksels los. Voeg 1½ dl

BBQ-saus toe. Giet de saus over de ribben. Keer de ribben met de saus (gebruik eventueel een deegsnijder om de saus over de ribben te verdelen). Dek de ovenschaal goed af met aluminiumfolie.

3. Bak de spareribs 1 uur. Verwijder de folie en bestrijk de ribben met de saus uit de ovenschaal. Bak nog eens 15 minuten of tot de ribben zacht en goudbruin zijn en de saus iets is ingedikt.

4. Meng ondertussen voor de ananassalade de kool, wortel, ananas en lichte citrusvinaigrette. Dek af en zet in de koelkast tot serveren.

5. Serveer de spareribs met salade en eventueel BBQ saus.

## PITTIGE VARKENSSTOOFPOT

LES:20 minuten Kooktijd: 40 minuten Opbrengst: 6 porties

DEZE STOOFSCHOTEL IN HONGAARSE STIJL WORDT GESERVEERD OP EEN BEDJE VAN KNAPPERIGE, NAUWELIJKS GESLONKEN KOOL VOOR EEN EENGANGENMAALTIJD. PLET DE KOMIJN IN EEN VIJZEL ALS JE EEN HAND HEBT. ZO NIET, PUREER ZE DAN ONDER DE BREDE KANT VAN EEN KOKSMES DOOR MET JE VUIST ZACHTJES OP HET MES TE DRUKKEN.

### GOULASH
- 1½ kilo gemalen varkensvlees
- 2 dl gehakte rode, oranje en/of gele paprika
- ¾ kopje gehakte rode ui
- 1 kleine verse rode chilipeper, ontpit en fijngehakt (zie karig)
- 4 theelepels rookkruiden (zie recept)
- 1 theelepel komijn, geplet
- ¼ theelepel gemalen marjolein of oregano
- 1 14-ounce boter ongezouten tomatenblokjes, ongedraineerd
- 2 eetlepels rode wijnazijn
- 1 eetlepel fijn geraspte citroenschil
- ⅓ kopje gehakte verse peterselie

### KOOL
- 2 eetlepels olijfolie
- 1 middelgrote ui, in plakjes

1 groene of paarse kool, geschild en in dunne plakjes gesneden

1. Om de goulash te maken, kook je in een grote Nederlandse oven het gemalen varkensvlees, de paprika en de ui op middelhoog vuur gedurende 8 tot 10 minuten, of tot het varkensvlees niet meer roze is en de groenten gaar zijn. en krokant. een houten lepel. om het vlees af te breken. Giet het vet af. Zet het vuur laag; voeg rode chili, gerookte kruiden, komijn en marjolein toe. Dek af en kook gedurende 10 minuten. Voeg de ongedraineerde tomaten en de azijn toe. Waterkokers; Zet het vuur laag. Laat afgedekt 20 minuten sudderen.

2. Verhit ondertussen de olie voor de kool in een zeer grote pan op middelhoog vuur. Voeg de ui toe en kook tot ze zacht zijn, ongeveer 2 minuten. Voeg kool toe; roer om te mengen. Zet het vuur laag. kook ongeveer 8 minuten of tot de kool zacht is, af en toe roerend.

3. Giet wat van het koolmengsel op een serveerschaal. Garneer met de goulash en bestrooi met citroenschil en peterselie.

## ITALIAANSE WORST GEHAKTBAL MARINARA MET GESNEDEN VENKEL EN GEROOSTERDE UIEN

LES:Bak gedurende 30 minuten: Kook gedurende 30 minuten: 40 minuten Opbrengst: 4-6 porties

DIT RECEPT IS EEN ZELDZAAM VOORBEELDEEN INGEBLIKT PRODUCT DAT NET ZO GOED, ZO NIET BETER WERKT DAN DE VERSE VERSIE. TENZIJ JE HEEL, HEEL RIJPE TOMATEN HEBT, KRIJG JE MET VERSE TOMATEN NIET ZO'N GOEDE TEXTUUR ALS MET TOMATEN UIT BLIK. ZORG ERVOOR DAT JE EEN PRODUCT GEBRUIKT ZONDER TOEGEVOEGD ZOUT EN, NOG BETER, BIOLOGISCH.

### NOISETTE
- 2 grote eieren
- ½ kopje amandelmeel
- 8 fijngehakte teentjes knoflook
- 6 eetlepels droge witte wijn
- 1 eetlepel paprikapoeder
- 2 tl zwarte peper
- 1 theelepel venkelzaad, licht geplet
- 1 theelepel gedroogde oregano, geplet
- 1 theelepel gedroogde tijm, gemalen
- ¼ tot ½ theelepel cayennepeper
- 1½ kilo gemalen varkensvlees

### MARINEREN
- 2 eetlepels olijfolie

2 15-ounce blikjes ongezouten geplette tomaten of een 28-ounce blikje ongezouten geplette tomaten

½ kopje gehakte verse basilicum

3 middelgrote venkelknollen, gehalveerd, klokhuis verwijderd en in dunne plakjes gesneden

1 grote zoete ui, gehalveerd en in dunne plakjes gesneden

1. Verwarm de oven voor op 375 ° F. Bekleed een bakplaat met grote randen met bakpapier; Opzij zetten. Klop eieren, amandelmeel, 6 fijngehakte teentjes knoflook, 3 eetlepels wijn, paprika, 1 ½ theelepel zwarte peper, venkelzaad, oregano, tijm en cayennepeper in een grote kom. Voeg varkensvlees toe; Goed mengen. Vorm van het varkensvleesmengsel gehaktballen van 1½ inch (je zou ongeveer 24 gehaktballen moeten hebben); plaats een laag op de voorbereide bakplaat. Bak ongeveer 30 minuten of tot ze licht goudbruin zijn, draai ze tijdens het bakken een keer om.

2. Verhit ondertussen voor de marinarasaus 1 eetlepel olijfolie in een 4-6 liter Nederlandse oven. Voeg de resterende 2 fijngehakte teentjes knoflook toe; kook ongeveer 1 minuut of tot het net begint te kleuren. Voeg snel de resterende 3 eetlepels wijn, geplette tomaten en basilicum toe. Waterkokers; Zet het vuur laag. 5 minuten afgedekt sudderen. Meng de gekookte gehaktballetjes voorzichtig door de marinarasaus. Dek af en kook op laag vuur gedurende 25-30 minuten.

3. Verhit ondertussen de resterende 1 eetlepel olijfolie in een grote pan op middelhoog vuur. Voeg gesneden

venkel en ui toe. Kook gedurende 8 tot 10 minuten of tot ze zacht en lichtbruin zijn, vaak roerend. Breng op smaak met de resterende ½ tl zwarte peper. Serveer de gehaktballen en marinarasaus over de venkel en ui.

# COURGETTEBOOTJES GEVULD MET VARKENSVLEES MET BASILICUM EN PIJNBOOMPITTEN

LES:Bereiding 20 minuten: Bak 22 minuten: 20 minuten
Opbrengst: 4 porties

KINDEREN ZULLEN DOL ZIJN OP DEZE LEUKE SNACKHOLLE COURGETTE GEVULD MET GEMALEN VARKENSVLEES, TOMATEN EN PAPRIKA'S. VOEG EVENTUEEL 3 EETLEPELS BASILICUMPESTO TOE (ZIE<u>RECEPT</u>) IN PLAATS VAN VERSE BASILICUM, PETERSELIE EN PIJNBOOMPITTEN.

- 2 middelgrote courgettes
- 1 eetlepel extra vergine olijfolie
- 12 oz gemalen varkensvlees
- ¾ kopje gehakte ui
- 2 geperste knoflookteentjes
- 1 dl gehakte tomaten
- ⅔ kopje gehakte gele of oranje paprika
- 1 theelepel venkelzaad, licht geplet
- ½ tl geplette paprikavlokken
- ¼ kopje gehakte verse basilicum
- 3 eetlepels verse peterselie in reepjes gesneden
- 2 eetlepels geroosterde pijnboompitten (zie<u>karig</u>) en gehakt
- 1 tl fijn geraspte citroenschil

1. Verwarm de oven voor op 350 ° F. Snijd de courgette in de lengte doormidden en schraap voorzichtig het midden eruit, laat een ¼ inch dikke schil achter. Snijd de courgette in grove stukken en zet apart. Leg de

courgettehelften met de snijkant naar boven op een met folie beklede bakplaat.

2. Verhit voor de vulling de olijfolie in een grote koekenpan op middelhoog vuur. Voeg rundergehakt toe; kook tot het niet meer roze is, roer met een houten lepel om het vlees te breken. Giet het vet af. Verlaag het vuur tot medium. Voeg de gereserveerde courgette, ui en knoflook toe; kook en roer ongeveer 8 minuten of tot de ui zacht is. Voeg tomaten, paprika, venkelzaad en geplette rode peper toe. Kook ongeveer 10 minuten of tot de tomaten zacht zijn en beginnen af te breken. Haal de koekenpan van het vuur. Voeg basilicum, peterselie, pijnboompitten en citroenschil toe. Verdeel de vulling over de courgetteschelpen zodat er een klein klontje ontstaat. Bak gedurende 20-25 minuten of tot de courgettevellen krokant zijn.

# ANANASCURRY VARKENSNOEDELKOMMEN MET KOKOSMELK EN KRUIDEN

LES:Bereiding 30 minuten: Bak 15 minuten: 40 minuten
Opbrengst: 4 porties<u>AFBEELDING</u>

- 1 grote spaghettipompoen
- 2 eetlepels geraffineerde kokosolie
- 1 kilo gemalen varkensvlees
- 2 eetlepels gehakte bieslook
- 2 el vers limoensap
- 1 eetlepel gemalen verse gember
- 6 fijngehakte teentjes knoflook
- 1 el gemalen citroengras
- 1 el toegevoegd zout Thaise rode curry
- 1 dl gehakte rode peper
- 1 dl gesnipperde ui
- ½ kopje julienned wortelen
- 1 baby paksoi, in plakjes (3 kopjes)
- 1 kopje gesneden verse champignons
- 1 of 2 in dunne plakjes gesneden Thaise vogelpepers (zie<u>karig</u>)
- 1 blik van 13,5 oz gewone kokosmelk (zoals Nature's Way)
- ½ kopje kippenbouillon (zie<u>recept</u>) of kippenbouillon zonder toegevoegd zout
- ¼ kopje vers ananassap

3 eetlepels ongezouten cashewboter zonder toegevoegde olie

1 kopje verse in blokjes gesneden ananas, in blokjes

Schijfjes citroen

Verse koriander, munt en/of Thaise basilicum

Gehakte geroosterde cashewnoten

1. Verwarm de oven voor op 400 ° F. Magnetron spaghetti squash op hoog gedurende 3 minuten. Snijd de pompoen voorzichtig in de lengte doormidden en schep de pitten eruit. Wrijf 1 eetlepel kokosolie over de snijkanten van de pompoen. Leg de pompoenhelften met de snijkant naar beneden op een bakplaat. Bak 40-50 minuten of tot de pompoen gemakkelijk kan worden doorboord met een mes. Gebruik de tanden van een vork om het vruchtvlees van de schil te schrapen en houd het warm tot het moment van serveren.

2. Meng ondertussen in een middelgrote kom varkensvlees, lente-uitjes, limoensap, gember, knoflook, citroengras en kerriepoeder; Goed mengen. Verhit in een zeer grote koekenpan de resterende 1 eetlepel kokosolie op middelhoog vuur. Voeg varkensvleesmengsel toe; kook tot het niet meer roze is, roer met een houten lepel om het vlees te breken. Paprika, ui en wortel toevoegen; kook en roer ongeveer 3 minuten of tot de groenten knapperig zacht zijn. Voeg paksoi, champignons, chili, kokosmelk, kippenbouillon, ananassap en cashewboter toe. Waterkokers; Zet het vuur laag.

Ananas toevoegen; laat afgedekt sudderen tot het erdoorheen is verwarmd.

3. Verdeel de spaghettipompoen over vier serveerschalen om te serveren. Serveer de curry over de pompoen. Serveer met schijfjes citroen, kruiden en cashewnoten.

## PITTIGE GEGRILDE VARKENSVLEES EMPANADAS MET PITTIGE KOMKOMMERSALADE

LES:Gegrild 30 minuten: 10 minuten rust: 10 minuten
Opbrengst: 4 porties

KNAPPERIGE KOMKOMMERSALADEOP SMAAK GEBRACHT MET VERSE MUNT, HET IS EEN VERFRISSENDE EN VERFRISSENDE TOPPING VOOR PITTIGE VARKENSBURGERS.

⅓ kopje olijfolie

¼ kopje gemalen verse munt

3 eetlepels witte azijn

8 fijngehakte teentjes knoflook

¼ tl zwarte peper

2 middelgrote komkommers, zeer dun gesneden

1 kleine ui, dun gesneden (ongeveer ½ kopje)

1¼ tot 1½ kilo varkensgehakt

¼ kopje gehakte verse koriander

1-2 verse middelgrote jalapeno- of serranopepers, ontpit (indien gewenst) en fijngehakt (zie karig)

2 middelgrote rode paprika's, klokhuis verwijderd en in vieren gesneden

2 theelepels olijfolie

1. Klop ⅓ kopje olijfolie, munt, azijn, 2 fijngehakte teentjes knoflook en zwarte peper in een grote kom. Voeg gesneden komkommer en ui toe. Roer tot het goed bedekt is. Dek af en zet in de koelkast tot het klaar is om te serveren, een of twee keer roeren.

2. Combineer het varkensvlees, koriander, chili en de resterende 6 fijngehakte teentjes knoflook in een grote kom. Vorm in vier ¾-inch dikke pasteitjes. Bestrijk een kwart van de peper lichtjes met 2 theelepels olijfolie.

3. Plaats voor een houtskool- of gasgrill de steaks en paprikakwarten direct op middelhoog vuur. Dek af en gril tot een thermometer die in de randen van de karbonades is gestoken 160 ° F aangeeft en de paprika's zacht en licht verkoold zijn, waarna de steaks en paprika's bruin zijn. Reken op 10-12 minuten voor de hamburgers en 8-10 minuten voor de peperkwartjes.

4. Als de paprikakwartjes klaar zijn, wikkel ze dan in aluminiumfolie zodat ze helemaal dicht zijn. Laat ongeveer 10 minuten staan of tot het koel genoeg is om te hanteren. Verwijder voorzichtig de schil van de peper met een scherp mes. Snijd een kwart van de paprika in de lengte fijn.

5. Meng de komkommersalade om te serveren en verdeel deze gelijkmatig over vier grote serveerschalen. Voeg varkenssteak toe aan elk bord. Stapel de plakjes paprika gelijkmatig op de hamburgers.

# COURGETTEPIZZA MET ZONGEDROOGDE TOMATENPESTO, PAPRIKA EN ITALIAANSE WORST

LES:Bereiding 30 minuten: Bak 15 minuten: 30 minuten
Opbrengst: 4 porties

DIT IS PIZZA MET MES EN VORK. ZORG ERVOOR DAT JE DE WORST EN PAPRIKA LICHTJES IN DE MET PESTO GECOATE KORST DRUKT, ZODAT DE TOPPINGS VOLDOENDE HECHTEN OM DE PIZZA PERFECT TE SNIJDEN.

- 2 eetlepels olijfolie
- 1 el fijngemalen amandelen
- 1 groot ei, licht losgeklopt
- ½ kopje amandelmeel
- 1 eetlepel verse oregano in reepjes gesneden
- ¼ tl zwarte peper
- 3 geperste knoflookteentjes
- 3½ dl geraspte courgette (2 medium)
- Italiaanse worst (zie recept, onderstaand)
- 1 eetlepel extra vergine olijfolie
- 1 paprika (geel, rood of de helft van elk), klokhuis verwijderd en in zeer dunne reepjes gesneden
- 1 kleine ui, fijn gesneden
- Zongedroogde tomatenpesto (zie recept, onderstaand)

1. Verwarm de oven voor op 425 ° F. Bestrijk een 30 cm pizzapan met 2 eetlepels olijfolie. Bestrooi met gemalen amandelen; Opzij zetten.

2. Meng voor de bodem eieren, amandelmeel, oregano, zwarte peper en knoflook in een grote kom. Leg de geraspte courgette op een schone theedoek of stuk kaasdoek. goed inpakken

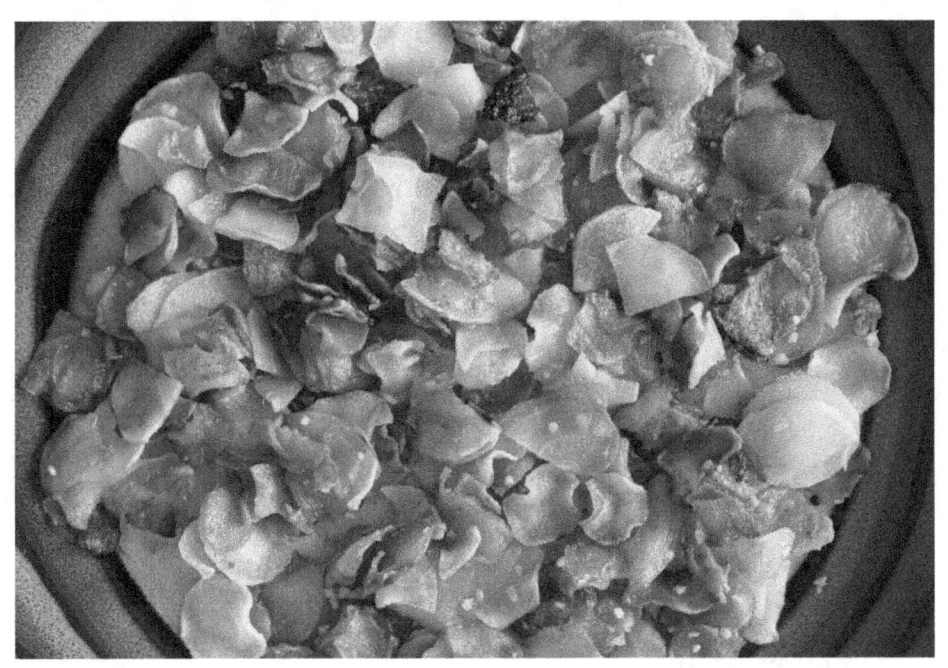

## LAMSBOUT GEROOKT MET CITROEN EN KORIANDER MET GEGRILDE ASPERGES

WASTAFEL:30 minuten klaar: 20 minuten gegrild: 45 minuten staan: 10 minuten Opbrengst: 6-8 porties

EENVOUDIG MAAR ELEGANT, BIJ DIT GERECHT DRAAIT ALLES OM KARAKTERTWEE INGREDIËNTEN DIE IN HET VOORJAAR TOT LEVEN KOMEN: LAMSVLEES EN ASPERGES. HET ROOSTEREN VAN KORIANDERZAAD GEEFT EEN WARME, AARDSE, LICHTZURE SMAAK.

- 1 kopje hickory-houtsnippers
- 2 el korianderzaad
- 2 eetlepels fijn geraspte citroenschil
- 1½ tl zwarte peper
- 2 eetlepels verse tijm in reepjes gesneden
- 1 lamsbout zonder been 2-3 kilo
- 2 bossen verse asperges
- 1 eetlepel olijfolie
- ¼ tl zwarte peper
- 1 citroen in vier delen gesneden

1. Week de hickory-vlokken in een kom gedurende minimaal 30 minuten voordat u ze rookt in voldoende water om ze te bedekken; Opzij zetten. Rooster ondertussen in een kleine pan de korianderzaadjes op middelhoog vuur gedurende ongeveer 2 minuten of tot geurig en knapperig, onder regelmatig roeren. Zaadjes uit de pan halen; Laat het afkoelen. Zodra de zaden zijn afgekoeld, plet ze in een

vijzel (of plaats de zaden op een snijplank en verpletter ze met de achterkant van een houten lepel). Meng in een kleine kom gemalen korianderzaad, citroenschil, 1½ theelepel piment en tijm; Opzij zetten.

2. Verwijder eventueel het gaas van het lamsbraadstuk. Open het gebraad op het werkoppervlak, met de vette kant naar beneden. Strooi de helft van het kruidenmengsel over het vlees; wrijf met de vingers. Rol de biefstuk op en bind hem vast met 4-6 stukken keukentouw van 100% katoen. Strooi het resterende kruidenmengsel op de buitenkant van het gebraad en druk licht aan om te hechten.

3. Plaats voor de houtskoolgrill de houtskool rond de lekbak op middelhoog vuur. Probeer het eens in een pan op middelhoog vuur. Strooi de uitgelekte houtkrullen over de houtskool. Leg het gebraden lamsvlees op de grill op de lekbak. Dek af en rook gedurende 40-50 minuten op middelhoog vuur (145°F). (Gasgrill Verwarm de grill voor. Zet het vuur laag tot medium. Stel in op indirect koken. Rook zoals hierboven, behalve voeg uitgelekte houtsnippers toe volgens de aanwijzingen van de fabrikant.) Dek het gebraden vlees losjes af met folie. Laat 10 minuten rusten voor het aansnijden.

4. Snijd ondertussen de houtachtige uiteinden van de asperges af. Hussel de asperges in een grote kom met de olijfolie en ¼ theelepel peper. Leg de asperges langs de buitenranden van de grill, direct boven de

kolen en loodrecht op het grillrooster. Dek af en gril 5-6 minuten tot ze gaar zijn. Druk de schijfjes citroen over de asperges.

5. Verwijder het touwtje van het lamsbraadstuk en snijd het vlees in dunne plakjes. Serveer het vlees met gegrilde asperges.

## LAM HOT POT

LES:30 minuten Kooktijd: 2 uur 40 minuten Opbrengst: 4 porties

OPWARMEN MET DEZE LEKKERE STAMPPOTHERFST- OF WINTERAVOND. DE STOOFPOT WORDT GESERVEERD MET EEN FLUWEELZACHTE PUREE VAN KNOLSELDERIJ EN PASTINAAK OP SMAAK GEBRACHT MET MOSTERD IN DIJON-STIJL, CASHEWROOM EN BIESLOOK. OPMERKING: SELDERIJ WORDT OOK WEL SELDERIJ GENOEMD.

- 10 zwarte peperkorrels
- 6 wijzen
- 3 hele piment
- Schil 2 sinaasappels van 2 inch
- 2 kilo lamsschouder zonder been
- 3 eetlepels olijfolie
- 2 middelgrote uien, grof gesneden
- 1 14,5-ounce in blokjes gesneden tomaten zonder zout, ongedraineerd
- 1½ dl runderbottenbouillon (zierecept) of runderbouillon zonder toegevoegd zout
- ¾ kopje droge witte wijn
- 3 grote teentjes knoflook, gehakt en gepeld
- 2 pond knolselderij, geschild en in blokjes van 1 inch gesneden
- 6 middelgrote pastinaken, geschild en in plakjes van 1 inch gesneden (ongeveer 2 pond)
- 2 eetlepels olijfolie

2 eetlepels cashewroom (zie<u>recept</u>)

1 eetlepel Dijon-stijl mosterd (zie<u>recept</u>)

¼ kopje gehakte bieslook

1. Knip een vierkant kaasdoek van 7 inch voor het boeket. Schik paprika, salie, piment en sinaasappelschil in het midden van de kaasdoek. Til de hoeken van de kaasdoek op en bind stevig vast met schoon 100% katoenen keukentouw. Opzij zetten.

2. Snij het vet van de lamsschouder; lamsvlees in stukken van 1 inch snijden. Verhit in een Nederlandse oven 3 eetlepels olijfolie op middelhoog vuur. Bak het lamsvlees indien nodig in porties in hete olie tot het bruin is; Haal uit de pan en houd warm. Voeg de ui toe aan de pan; kook 5-8 minuten of tot ze zacht en licht gekleurd zijn. Voeg bouquet garni, ongedraineerde tomaten, 1¼ dl runderbouillon, wijn en knoflook toe. Waterkokers; Zet het vuur laag. 2 uur afgedekt sudderen, af en toe roeren. Verwijder het bouquet garni en gooi het weg.

3. Pureer ondertussen knolselderij en pastinaak in een grote pan; dek af met water. Breng aan de kook op middelhoog vuur; zet het vuur laag. Dek af en laat 30-40 minuten sudderen of tot de groenten heel zacht zijn als je er met een vork in prikt. Duidelijk; doe de groenten in een keukenmachine. Voeg resterende ¼ kopje runderbouillon en 2 eetlepels olie toe; Mix tot de puree bijna glad is maar nog steeds wat consistentie heeft. Stop een of twee keer om langs de randen te schrapen. Doe de puree in een kom. Voeg cashewroom, mosterd en lente-uitjes toe.

4. Verdeel de puree over vier kommen om te serveren; gegarneerd met Lamb Hot Pot.

## LAMSSTOOFPOTJE MET KNOLSELDERIJ

LES:Bak in 30 minuten: 1 uur en 30 minuten Opbrengst: 6 porties

KNOLSELDERIJ KRIJGT EEN HEEL ANDER UITERLIJK.IN ZEKERE ZIN IS DEZE STOOFPOT ALS HEET LAMSVLEES (VGL<u>RECEPT</u>). EEN MANDOLINE-SNIJDER MAAKT ZEER DUNNE REEPJES VAN DE ZOETE, NOOTACHTIGE WORTEL. LAAT DE "NOEDELS" IN DE PAN SUDDEREN TOT ZE GAAR ZIJN.

- 2 theelepels citroenkruidenkruiden (zie<u>recept</u>)
- 1½ pond lamsstoofvlees, in blokjes van 1 inch gesneden
- 2 eetlepels olijfolie
- 2 dl gesnipperde ui
- 1 kopje gehakte wortel
- 1 kopje in blokjes gesneden raap
- 1 el fijngehakte knoflook (6 teentjes)
- 2 eetlepels zonder toegevoegde tomatenpuree
- ½ dl droge rode wijn
- 4 kopjes runderbottenbouillon (zie<u>recept</u>) of runderbouillon zonder toegevoegd zout
- 1 laurierblad
- 2 kopjes 1-inch in blokjes gesneden flespompoen
- 1 kopje in blokjes gesneden aubergine
- 1 kilo knolselderij, geschild
- gehakte verse peterselie

1. Verwarm de oven voor op 250° F. Strooi de citroenkruiden gelijkmatig over het lamsvlees. Gooi

voorzichtig om te coaten. Verhit een Nederlandse oven van 6 tot 8 liter op middelhoog vuur. Voeg 1 eetlepel olijfolie en de helft van het Dutch Oven Seasoned Lamb toe. Braad het vlees aan alle kanten aan in hete olie; Leg het gebruinde vlees op een bord en herhaal met de rest van het lamsvlees en de olijfolie. Verlaag het vuur tot medium.

2. Voeg uien, wortels en rapen toe aan de pot. Kook en roer groenten gedurende 4 minuten; voeg knoflook en tomatenpuree toe en bak nog 1 minuut. Voeg rode wijn, runderbouillon, laurierblaadjes en gereserveerd vlees toe, evenals de sappen die zich in de pot hebben verzameld. Breng het mengsel aan de kook. Dek af en plaats de Dutch Oven in de voorverwarmde oven. Bak gedurende 1 uur. Voeg pompoen en aubergine toe. Plaats terug in de oven en bak nog 30 minuten.

3. Terwijl de braadpan in de oven staat, gebruik je een mandoline om de knolselderij heel dun te snijden. Snijd de plakjes knolselderij in reepjes van ½ cm breed. (Je zou ongeveer 4 kopjes moeten hebben.) Roer de reepjes bleekselderij door de pot. Laat ongeveer 10 minuten sudderen of tot ze zacht zijn. Verwijder het laurierblad en gooi het weg voordat u de stoofpot serveert. Bestrooi elke portie met gehakte peterselie.

# LAMSKOTELETJES MET PITTIGE GRANAATAPPEL EN DADELSAUS

LES:Kook 10 minuten: Koel 18 minuten: 10 minuten
Opbrengst: 4 porties

DE TERM "FRANS" VERWIJST NAAR DE RIBWAARUIT VET, VLEES EN BINDWEEFSEL ZIJN VERWIJDERD MET EEN SCHERP KEUKENMES. HET IS EEN AANTREKKELIJKE SHOW. VRAAG JE SLAGER OM HET TE DOEN OF JE KUNT HET ZELF DOEN.

CHUTNEY
- ½ kopje ongezoet granaatappelsap
- 1 eetlepel vers citroensap
- 1 sjalot, gepeld en in dunne ringetjes gesneden
- 1 theelepel fijn geraspte sinaasappelschil
- ⅓ kopje gehakte Medjoul-dadels
- ¼ theelepel gemalen rode peper
- ¼ kopje granaatappel*
- 1 eetlepel olijfolie
- 1 eetlepel gehakte verse Italiaanse (platbladige) peterselie

LAMSKOTELETJES
- 2 eetlepels olijfolie
- 8 Franse lamskoteletjes

1. Combineer voor de hete saus granaatappelsap, citroensap en sjalotten in een kleine steelpan. Waterkokers; Zet het vuur laag. Laat afgedekt 2

minuten sudderen. Voeg sinaasappelschil, dadels en geplette rode peper toe. Laat afkoelen, ongeveer 10 minuten. Voeg granaatappel, 1 el olijfolie en peterselie toe. Laat op kamertemperatuur staan tot serveren.

2. Verhit voor de karbonades 2 eetlepels olijfolie in een grote koekenpan op middelhoog vuur. Voeg de karbonades in porties toe aan de pan en kook ze 6-8 minuten op middelhoog vuur (145°F), één keer draaien. Bestrijk de karbonades met hete saus.

*Opmerking: Verse granaatappels en hun ari of zaden zijn verkrijgbaar van oktober tot februari. Als je ze niet kunt vinden, gebruik dan ongezoete gedroogde zaden om de chutney knapperig te maken.

## CHIMICHURRI LAMSKOTELETJES MET GEROOSTERDE RADICCHIO-KOOL

LES:30 minuten Marineren: 20 minuten Koken: 20 minuten
Opbrengst: 4 porties

IN ARGENTINIË IS CHIMICHURRI DE MEEST POPULAIRE SMAAKMAKER. SAMEN MET DE BEROEMDE GEGRILDE STEAK IN GAUCHOSTIJL VAN HET LAND. ER ZIJN VEEL VARIATIES, MAAR EEN DIKKE KRUIDENSAUS WORDT MEESTAL GEMAAKT MET PETERSELIE, KORIANDER OF OREGANO, SJALOTTEN EN/OF KNOFLOOK, GEPLETTE RODE PEPER, OLIJFOLIE EN RODE WIJNAZIJN. HET IS PERFECT OP GEGRILDE STEAK, MAAR NET ZO GOED IN EEN PAN ALS OP HEEL GEBRADEN LAMSVLEES, KIP EN KARBONADES.

8 lamslendenen, in plakjes van 2,5 cm dik gesneden

½ kopje chimichurrisaus (zie recept)

2 eetlepels olijfolie

1 zoete ui, gehalveerd en in plakjes

1 tl komijn, gemalen*

1 fijngehakt teentje knoflook

1 kop radicchio, klokhuis verwijderd en in dunne reepjes gesneden

1 eetlepel balsamicoazijn

1. Doe de lamskoteletjes in een hele grote kom. Sprenkel 2 eetlepels chimichurrisaus erover. Wrijf de saus met je vingers over het hele oppervlak van elke kotelet. Laat de karbonades 20 minuten op kamertemperatuur marineren.

2. Verhit ondertussen voor de gebakken radicchiosalade 1 eetlepel olijfolie in een zeer grote koekenpan. Voeg ui, komijn en knoflook toe; kook 6-7 minuten of tot de ui zacht wordt, vaak roerend. Voeg radicchio toe; kook 1-2 minuten of tot de radicchio een beetje geslonken is. Breng de salade over in een grote kom. Voeg de balsamicoazijn toe en meng goed. Dek af en houd warm.

3. Maak de pan schoon. Voeg de resterende 1 eetlepel olijfolie toe aan de pan en verwarm op middelhoog vuur. Meer lamskoteletjes; zet het vuur laag tot medium. Kook gedurende 9-11 minuten of tot de gewenste vorm, draai de karbonades af en toe met een tang.

4. Serveer de karbonades met de salade en de resterende chimichurrisaus.

*Opmerking: gebruik een vijzel en stamper om komijn te vermalen of plaats de zaden op een snijplank en plet ze met een koksmes.

## LAMSKOTELETJES BELEGD MET EEND EN SALIE MET WORTEL-ZOETE AARDAPPELREMOULADE

LES:Koud 12 minuten: 1-2 uur Grill: 6 minuten Opbrengst: 4 porties

ER ZIJN DRIE SOORTEN LAMSKOTELETJES.DE DIKKE, VLEZIGE KARBONADES ZIEN ERUIT ALS KLEINE RIBEYES. RIBKARBONADES, ZOALS ZE HIER WORDEN GENOEMD, WORDEN GEMAAKT DOOR DE LAMSSCHENKEL TUSSEN DE BOTTEN DOOR TE SNIJDEN. ZE ZIJN ERG MALS EN HEBBEN EEN MOOIE LANGE POOT AAN DE ZIJKANT. ZE WORDEN VAAK GEGRILD OF GEGRILD GESERVEERD. ECONOMY SCHOUDERKARBONADE IS IETS VETTER EN MINDER MALS DAN DE ANDERE TWEE SOORTEN. U KUNT ZE HET BESTE BRUINEN EN DAARNA SMOREN IN WIJN, BOUILLON EN TOMATEN OF EEN COMBINATIE HIERVAN.

- 3 middelgrote wortels, grof geraspt
- 2 kleine zoete aardappelen, fijn geraspt* of grof geraspt
- ½ kopje Paleo Mayo (zie_recept_)
- 2 eetlepels vers citroensap
- 2 theelepels Dijon-stijl mosterd (zie_recept_)
- 2 eetlepels gehakte verse peterselie
- ½ tl zwarte peper
- 8 lamskoteletten, gesneden ½ tot ¾ inch dik
- 2 eetlepels gehakte verse salie of 2 theelepels gemalen gedroogde salie
- 2 theelepels gemalen ancho pepers
- ½ tl knoflookpoeder

1. Combineer voor de remoulade wortelen en zoete aardappelen in een middelgrote kom. Meng Paleo Mayo, citroensap, mosterd in Dijon-stijl, peterselie en zwarte peper in een kleine kom. Giet over de wortels en zoete aardappelen; gooi een jas in. Dek af en zet 1-2 uur in de koelkast.

2. Meng ondertussen de salie, ancho chili en knoflookpoeder in een kleine kom. Wrijf het kruidenmengsel over de lamskoteletjes.

3. Leg voor een houtskool- of gasgrill de lamskoteletjes direct op de grill op middelhoog vuur. Dek af en gril 6-8 minuten voor medium-rare (145°F) of 10-12 minuten voor medium (150°F), keer halverwege het grillen een keer om.

4. Serveer de lamskoteletjes met remoulade.

*Opmerking: gebruik een mandoline met een julienne-hulpstuk om zoete aardappelen te snijden.

## LAMSBURGERS GEVULD MET RODE PEPERS UIT EIGEN TUIN

LES:20 minuten rusten: 15 minuten grillen: 27 minuten
Opbrengst: 4 porties

COULIS IS NIETS MEER DAN EEN SIMPELE, SMEUÏGE SAUS.GEMAAKT VAN GEPUREERDE GROENTEN OF FRUIT. DE HELDERE EN MOOIE RODE PEPERSAUS VAN DEZE LAMBURGERS KRIJGT EEN DUBBELE DOSIS ROOK: VAN DE GRILL EN GEROOKTE PAPRIKA.

### COULIS VAN RODE PAPRIKA
- 1 grote rode paprika
- 1 eetlepel droge witte azijn of witte wijn
- 1 tl olijfolie
- ½ tl gerookt paprikapoeder

### HAMBURGER
- ¼ kopje zwavelvrije zongedroogde tomaten, in reepjes gesneden
- ¼ kopje geraspte courgette
- 1 eetlepel gehakte verse basilicum
- 2 theelepels olijfolie
- ½ tl zwarte peper
- 1½ kilo lamsgehakt
- 1 eiwit, licht geklopt
- 1 eetlepel Mediterrane kruiden (zie recept)

1. Leg de rode paprika op de grill direct op middelhoog vuur. Dek af en gril gedurende 15 tot 20 minuten of tot ze verkoold en zeer mals zijn, draai de paprika's

elke 5 minuten om om beide kanten te verkolen. Haal van de grill en doe ze onmiddellijk in een papieren of foliezak om de paprika's volledig te bedekken. Laat 15 minuten staan of tot het koel genoeg is om te hanteren. Verwijder voorzichtig de schil met een scherp mes en gooi deze weg. Snijd de paprika in de lengte in vier delen en verwijder de stelen, zaden en vliesjes. Combineer de geroosterde paprika's, wijn, olijfolie en gerookte paprika in een keukenmachine. Dek af en verwerk of mix tot een gladde massa.

2. Doe ondertussen voor de vulling de zongedroogde tomaten in een kleine kom en bedek met kokend water. Laat 5 minuten staan; duidelijk. Droog de tomaten en de geraspte courgette af met keukenpapier. Meng tomaten, courgette, basilicum, olijfolie en ¼ theelepel zwarte peper in een kleine kom; Opzij zetten.

3. Combineer gemalen lamsvlees, eiwitten, resterende ¼ theelepel zwarte peper en mediterrane kruiden in een grote kom; Goed mengen. Verdeel het vleesmengsel in acht gelijke porties en vorm elk in een ¼-inch dik pasteitje. Giet de vulling in vier pasteitjes; top met de resterende pasteitjes, knijp de randen samen om de vulling te verzegelen.

4. Leg de steaks op de grill direct op middelhoog vuur. Dek af en gril gedurende 12-14 minuten of tot het gaar is (160°F), draai halverwege het grillen een keer om.

5. Serveer de hamburgers met rode peper erop.

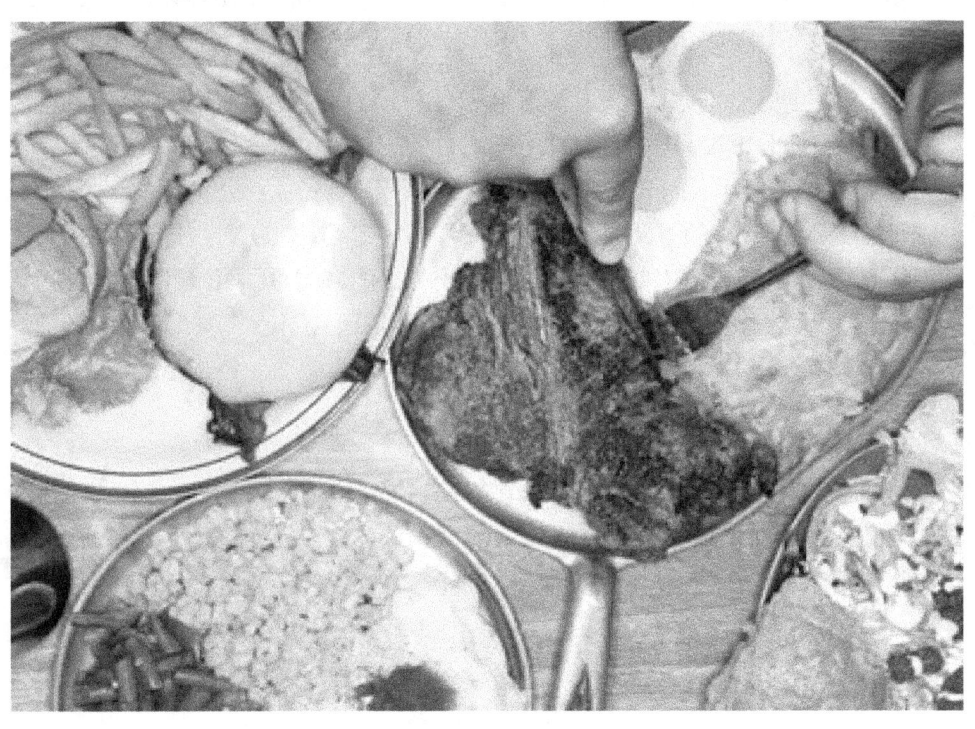

## LAMSSPIESJES MET DUBBELE OREGANO EN TZATZIKISAUS

WASTAFEL:30 minuten voorbereiding: 20 minuten afkoelen: 30 minuten grillen: 8 minuten Opbrengst: 4 porties

DEZE LAMSSPIESJES ZIJN EIGENLIJKIN HET MIDDELLANDSE ZEEGEBIED EN HET MIDDEN-OOSTEN WORDT KOFTA GEBRUIKT: GEKRUID GEHAKT (MEESTAL LAMS- OF RUNDVLEES) WORDT TOT BALLETJES OF ROND SPIESJES GEVORMD EN GEGRILD. VERSE EN GEDROOGDE OREGANO GEVEN ZE EEN HEERLIJKE GRIEKSE SMAAK.

8 x 10-inch houten spiesen

LAMS SPIESJES
- 1½ kilo mager lamsgehakt
- 1 kleine ui geraspt en droog geperst
- 1 eetlepel verse oregano in reepjes gesneden
- 2 tl gedroogde oregano, geplet
- 1 tl zwarte peper

TZATZIKI-SAUS
- 1 kopje Paleo Mayo (zie recept)
- ½ grote komkommer, klokhuis verwijderd, geraspt en drooggeperst
- 2 eetlepels vers citroensap
- 1 fijngehakt teentje knoflook

1. Week de spiesjes 30 minuten in water zodat ze onder staan.

2. Combineer voor lamskoteletten gemalen lamsvlees, ui, verse en gedroogde oregano en peper in een grote

kom; Goed mengen. Verdeel het lamsmengsel in acht gelijke porties. Vorm elke sectie doormidden op een spies, waardoor een blok van 5 bij 1 inch ontstaat. Dek af en zet minimaal 30 minuten in de koelkast.

3. Meng ondertussen voor de tzatziki-saus in een kleine kom Paleo Mayo, komkommer, citroensap en knoflook. Dek af en zet in de koelkast tot serveren.

4. Leg voor een houtskool- of gasgrill de lamskoteletjes direct op middelhoog vuur op de grill. Dek af en gril ongeveer 8 minuten op middelhoog vuur (160°F), draai halverwege het grillen een keer om.

5. Serveer de lamsspiesjes met tzatzikisaus.

## GEGRILDE KIP MET SAFFRAAN EN CITROEN

LES:15 minuten afkoelen: 8 uur braden: 1 uur 15 minuten rusten: 10 minuten Opbrengst: 4 porties

SAFFRAAN IS GEDROOGDE MEELDRADEN VAN EEN SOORT KROKUSBLOEM. HET IS DUUR, MAAR EEN BEETJE GAAT EEN LANGE WEG. HET GEEFT ZIJN UITGESPROKEN AARDSE SMAAK EN MOOIE GELE TINT AAN DEZE KNAPPERIGE KIPPENSOEP.

- 1 hele kip 4-5 kilo
- 3 eetlepels olijfolie
- 6 teentjes knoflook, geplet en gepeld
- 1½ eetlepel fijn geraspte citroenschil
- 1 eetlepel verse tijm
- 1½ tl gemalen zwarte peper
- ½ tl saffraandraadjes
- 2 laurierblaadjes
- 1 citroen in vier delen gesneden

1. Verwijder de hals en ingewanden van de kip; gooi het weg of bewaar het voor een ander gebruik. Spoel de kippenholte af; veeg droog met een papieren handdoek. Snijd eventueel overtollig vel of vet van de kip.

2. Mix olijfolie, knoflook, citroenrasp, tijm, peper en saffraan in een keukenmachine. Vorm een gladde pasta.

3. Wrijf de pasta met je vingers aan de buiten- en binnenkant van de kip. Breng de kip over in een grote kom; dek af en zet minimaal 8 uur of een nacht in de koelkast.

4. Verwarm de oven voor op 200°C. Leg de citroenkwarten en laurierblaadjes in de holte van de kip. Bind de poten vast met keukentouw van 100% katoen. Steek de vleugels onder de kip. Plaats de vleesthermometer in de dijspier zonder het been aan te raken. Leg de kip in een grote ovenschaal op het rooster.

5. Grill gedurende 15 minuten. Verlaag de oventemperatuur tot 375 ° F. Bak ongeveer 1 uur langer, of tot de sappen helder zijn en een thermometer 175 ° F aangeeft. Bedek de kip met folie. Laat 10 minuten rusten voor het aansnijden.

## SPATCHCOCKED KIP MET JICAMASALADE

LES:40 minuten grillen: 1 uur 5 minuten rusten: 10 minuten rendement: 4 porties

"SPATCHCOCK" IS EEN OUDE KOOKTERMDIE ONLANGS WEER IN GEBRUIK IS GENOMEN OM HET PROCES TE BESCHRIJVEN WAARBIJ EEN KLEINE VOGEL, ZOALS EEN KIP OF EEN KIP UIT CORNWALL, VAN ACHTEREN WORDT GESPLETEN EN VERVOLGENS WORDT GEOPEND EN PLATGEDRUKT ALS EEN BOEK, ZODAT HIJ SNELLER EN GELIJKMATIGER KAN KOKEN. HET IS VERGELIJKBAAR MET DE VLUCHT VAN VLINDERS, MAAR VERWIJST ALLEEN NAAR PLUIMVEE.

KIP
- 1 poblano-chili
- 1 eetlepel gehakte sjalotjes
- 3 geperste knoflookteentjes
- 1 tl fijn geraspte citroenschil
- 1 theelepel fijngeraspte limoenschil
- 1 theelepel gerookte kruiden (zie_recept_)
- ½ theelepel gedroogde oregano, geplet
- ½ tl gemalen komijn
- 1 eetlepel olijfolie
- 1 hele kip 3-3½ kilo

KOOLSALADE
- ½ middelgrote jicama, geschild en gehakt (ongeveer 3 kopjes)

½ kopje dun gesneden lente-uitjes (4)
1 Granny Smith appel, geschild, klokhuis en klokhuis
⅓ kopje gehakte verse koriander
3 eetlepels vers sinaasappelsap
3 eetlepels olijfolie
1 theelepel citroenkruiden (zie<u>recept</u>)

1. Plaats voor een houtskoolgrill redelijk hete kolen aan één kant van de grill. Plaats een opvangbak onder de lege kant van de grill. Plaats poblano op het grillrooster direct boven middelmatig hete kolen. Dek af en gril gedurende 15 minuten of tot poblano aan alle kanten verkoold is, af en toe keren. Wikkel poblano onmiddellijk in folie; laat 10 minuten rusten. Open folie en snijd poblano in de lengte door; verwijder de stengels en zaden (zie<u>karig</u>). Verwijder voorzichtig de schil met een scherp mes en gooi deze weg. Hak de poblano fijn. (Gasgrill Verwarm de grill voor, zet het vuur lager tot medium. Plaats in indirect koken. Grill volgens bovenstaande instructies boven een brandende brander.)

2. Combineer voor de saus de poblano, sjalotten, knoflook, citroenschil, limoenschil, gerookte kruiden, oregano en komijn in een kleine kom. Voeg olie toe; meng goed tot een pasta.

3. Spreid de kippenhals en ingewanden uit (bewaar voor een ander gebruik). Leg de kip met de borst naar beneden op de snijplank. Maak met een keukenschaar een langssnede aan één kant van de ruggengraat, beginnend aan het einde van de nek. Herhaal de

longitudinale incisie aan de andere kant van de wervelkolom. Verwijder de ruggengraat en gooi deze weg. Leg de kip met de huid naar boven. Druk tussen de borsten om het borstbeen te breken zodat de kip plat ligt.

4. Begin bij de nek aan een kant van de borst, schuif je vingers tussen de huid en het vlees, maak de huid los terwijl je naar de dijen toe werkt. Laat de huid rond de dij los. Herhaal aan de andere kant. Gebruik je vingers om de rub over het vlees onder de huid van de kip aan te brengen.

5. Leg de kip met de borst naar beneden op het rooster boven de lekbak. Gewicht met twee in folie verpakte stenen of een grote gietijzeren pan. Dek af en gril gedurende 30 minuten. Leg de kip met de botkant naar beneden op een rooster en weeg opnieuw met stenen of pan. Grill, afgedekt, ongeveer 30 minuten langer of tot de kip niet meer roze is (175°F in de dij). Haal de kip van de grill; laat 10 minuten rusten. (Als u een gasgrill gebruikt, plaatst u de kip op de grill, weg van het vuur. Grill zoals hierboven.)

6. Meng ondertussen de jicama, bosui, appel en koriander in een grote kom voor de salade. Meng sinaasappelsap, olie en citroenkruiden in een kleine kom. Giet over het jicama-mengsel en roer. Serveer de kip met de salade.

# GEGRILDE KIPFILET MET WODKA, WORTEL EN TOMATENSAUS

LES:Bereiding 15 minuten: Bak 15 minuten: 30 minuten
Opbrengst: 4 porties

WODKA KAN VAN VERSCHILLENDE SOORTEN WORDEN GEMAAKTVERSCHILLENDE VOEDINGSMIDDELEN ZOALS AARDAPPELEN, MAÏS, ROGGE, TARWE EN GERST, ZELFS DRUIVEN. HOEWEL DEZE SAUS NIET VEEL WODKA BEVAT ALS JE HEM IN VIER PORTIES VERDEELT, ZOEK JE NAAR WODKA GEMAAKT MET AARDAPPELEN OF DRUIVEN OM HEM PALEO-VRIENDELIJK TE MAKEN.

- 3 eetlepels olijfolie
- 4 kippenruggen met been of vlezige stukjes vleeskuikens, vel verwijderd
- 1 blikje ongezouten pruimtomaten van 28 ounce, uitgelekt
- ½ kopje gesnipperde ui
- ½ kopje fijngehakte wortel
- 3 geperste knoflookteentjes
- 1 theelepel mediterrane kruiden (zie_recept_)
- ⅛ theelepel cayennepeper
- 1 takje verse rozemarijn
- 2 eetlepels wodka
- 1 eetlepel gehakte verse basilicum (optioneel)

1. Verwarm de oven voor op 375 ° F. Verhit in een zeer grote koekenpan 2 eetlepels olie op middelhoog vuur. Kip toevoegen; kook ongeveer 12 minuten of tot ze

bruin en gelijkmatig gekleurd zijn. Plaats de pan in de voorverwarmde oven. Grill onafgedekt gedurende 20 minuten.

2. Snijd ondertussen de tomaten voor de saus met een keukenschaar. Verhit in een middelgrote pan de resterende eetlepel olie op middelhoog vuur. Voeg ui, wortel en knoflook toe; kook 3 minuten of tot ze zacht zijn, vaak roerend. Voeg de tomatenblokjes, mediterrane kruiden, cayennepeper en een takje rozemarijn toe. Breng aan de kook op middelhoog vuur; Zet het vuur laag. Laat afgedekt 10 minuten sudderen, af en toe roeren. Voeg wodka toe; kook nog 1 minuut; verwijder het takje rozemarijn en gooi het weg.

3. Serveer de saus in de pan over de kip. Zet de pan terug in de oven. Grill, afgedekt, ongeveer 10 minuten langer of tot de kip zacht is en niet meer roze (175°F). Bestrooi eventueel met basilicum.

## POULET ROTI EN RUTABAGA FRITES

LES:Bak gedurende 40 minuten: 40 minuten Opbrengst: 4 porties

KNAPPERIGE RUTABAGA-FRIET IS HEERLIJKGESERVEERD MET SOEPKIP EN ZIJN SAPPEN, MAAR ZIJN NET ZO LEKKER GEKOOKT ALS ZE ZIJN EN MET PALEO-TOMATENSAUS (ZIERECEPT) OF GESERVEERD OP BELGISCHE WIJZE MET PALEO ALIOLI (KNOFLOOKMAYONAISE, ZIERECEPT).

6 eetlepels olijfolie

1 eetlepel Mediterrane kruiden (zierecept)

4 kippendijen zonder vel met bot (ongeveer 1 ¼ pond totaal)

4 kippendijen zonder vel (totaal ongeveer 1 kilo)

1 dl droge witte wijn

1 kopje kippenbouillon (zierecept) of kippenbouillon zonder toegevoegd zout

1 kleine ui, in vieren gesneden

Olijfolie

1½-2 kilo koolraap

2 eetlepels verse bieslook in reepjes gesneden

Zwarte peper

1. Verwarm de oven voor op 400 ° F. Combineer in een kleine kom 1 eetlepel olijfolie en mediterrane kruiden; wrijf over stukjes kip. Verhit 2 eetlepels olie in een zeer grote ovenvaste pan. Voeg de stukjes kip toe, met het vlees naar beneden. Bak onafgedekt ongeveer 5 minuten of tot ze goudbruin zijn. Haal de

koekenpan van het vuur. Draai de stukken kip om, met de bruine kant naar boven. Voeg wijn, kippenbouillon en ui toe.

2. Plaats de vorm in de oven op het middelste rooster. Bak onafgedekt gedurende 10 minuten.

3. Vet ondertussen een grote bakplaat licht in met olijfolie voor de aardappelen. Opzij zetten. Schil koolraap. Snijd met een scherp mes rutabagas in plakjes van ½ inch. Snijd de plakken in de lengte in reepjes van ½ cm. Meng in een grote kom de koolraapreepjes met de resterende 3 eetlepels olie. Spreid de koolraapreepjes in een enkele laag uit op de voorbereide bakplaat; plaats in de oven op het bovenste rooster. Bak gedurende 15 minuten; keer de aardappelen. Bak de kip nog 10 minuten of tot hij niet meer roze is (175°F). Haal de kip uit de oven. Bak de aardappelen 5-10 minuten of tot ze goudbruin en zacht zijn.

4. Haal de kip en ui uit de pan en bewaar de sappen. Dek de kip en uien af om ze warm te houden. Breng de sappen aan de kook op middelhoog vuur; Zet het vuur laag. Laat afgedekt ongeveer 5 minuten sudderen of tot het sap iets is ingedikt.

5. Serveer aardappelen met bieslook en breng op smaak met peper. Serveer de kip met de soepsappen en aardappelen.

## DRIE CHAMPIGNONS COQ AU VIN MET BIESLOOK

LES:15 minuten Kooktijd: 1 uur en 15 minuten Opbrengst: 4-6 porties

ALS ER ZAND IN DE KOM ZITNA HET WEKEN, GEDROOGDE PADDENSTOELEN, DIE ER WAARSCHIJNLIJK ZULLEN ZIJN, ZEEF DE VLOEISTOF DOOR EEN DUBBELE LAAG DIKKE KAASDOEK DIE IN EEN FIJNE ZEEF IS GEPLAATST.

- 1 ons gedroogde eekhoorntjesbrood of morieljes
- 1dl kokend water
- 2-2½ kilo kippenpoten en dijen, vel verwijderd
- Zwarte peper
- 2 eetlepels olijfolie
- 2 middelgrote preien, in de lengte gehalveerd, gespoeld en in dunne plakjes gesneden
- 2 portobello-champignons, in plakjes
- 8 ons verse oesterzwammen, stengels en gesneden, of vers gesneden champignons
- ¼ kopje ongezouten tomatenpuree
- 1 theelepel gedroogde marjolein, geplet
- ½ theelepel gedroogde tijm, geplet
- ½ dl droge rode wijn
- 6 dl kippenbouillon (zie<u>recept</u>) of kippenbouillon zonder toegevoegd zout
- 2 laurierblaadjes
- 2-2½ kilo koolraap, geschild en in stukjes gesneden
- 2 eetlepels verse bieslook in reepjes gesneden
- ½ tl zwarte peper

gehakte verse tijm (optioneel)

1. Combineer eekhoorntjesbrood en kokend water in een kleine kom; laat 15 minuten rusten. Verwijder de champignons en bewaar het weekvocht. Hak de champignon fijn. Leg de spons en het weekvocht opzij.

2. Bestrooi de kip met peper. Verhit 1 eetlepel olijfolie in een zeer grote koekenpan met goed sluitend deksel op middelhoog vuur. Bak de stukken kip in twee porties in hete olie in ongeveer 15 minuten lichtbruin, één keer keren. Haal de kip uit de pan. Voeg de prei, portobello's en oesterzwammen toe. kook 4-5 minuten of tot de champignons beginnen te kleuren, af en toe roeren. Tomatenpuree, marjolein en tijm toevoegen; kook en roer gedurende 1 minuut. Voeg wijn toe; kook en roer gedurende 1 minuut. Voeg 3 kopjes kippenbouillon, laurierblaadjes, ½ kopje gereserveerde champignonweekvloeistof en gerehydrateerde gemalen champignons toe. Doe de kip terug in de pan. Waterkokers; Zet het vuur laag. Kook op laag vuur met een deksel erop.

3. Meng ondertussen in een grote pan de rutabagas en de resterende 3 kopjes bouillon. Voeg water toe om de rutabagas te bedekken. Waterkokers; Zet het vuur laag. Laat afgedekt 25-30 minuten sudderen of tot de rutabagas zacht zijn, af en toe roeren. Giet de koolraap af en bewaar het vocht. Doe de koolraap terug in de pan. Voeg de resterende 1 el olijfolie, lente-ui en ½ tl peper toe. Pureer het rutabaga-mengsel met een aardappelstamper en voeg zo nodig

meer kookvocht toe om de gewenste consistentie te bereiken.

4. Haal het laurierblad uit het kippenmengsel; afwijzen. Serveer de kip en saus over gepureerde rutabagas. Strooi er desgewenst verse tijm over.

## PERZIK BRANDEWIJN GEGLAZUURDE DRUMSTICKS

LES:30 minuten grillen: 40 minuten maakt: 4 porties

DEZE KIPPENPOTEN ZIJN PERFECTMET EEN KROKANTE SALADE EN PITTIGE ZOETE AARDAPPELFRIETJES UIT HET TUNESISCHE VARKENSSCHOUDERRECEPT (ZIE<u>RECEPT</u>). HIER ZIE JE EEN KROKANTE KOOLSALADE MET RADIJSJES, MANGO EN MUNT (ZIE<u>RECEPT</u>).

PERZIK EN COGNAC GLAZUUR
- 1 eetlepel olijfolie
- ½ kopje gesnipperde ui
- 2 middelgrote verse perziken, gehalveerd, ontpit en fijngehakt
- 2 el cognac
- 1 kopje BBQ-saus (zie<u>recept</u>)
- 8 kippendijen (2-2½ pond totaal), vel indien gewenst verwijderd

1. Verhit de olijfolie op middelhoog vuur in een middelgrote pan voor het glazuur. Voeg ui toe; kook ongeveer 5 minuten of tot ze gaar zijn, af en toe roerend. Voeg de perziken toe. Dek af en kook 4-6 minuten of tot de perziken zacht zijn, af en toe roeren. Brandewijn toevoegen; kook, afgedekt, 2 minuten, af en toe roerend. Laat het een beetje afkoelen. Breng het perzikmengsel over in een blender of keukenmachine. Dek af en roer of verwerk tot een gladde massa. BBQ-saus toevoegen. Dek af en roer of verwerk tot een gladde massa. Doe de saus terug in

de pot. Kook op middelhoog vuur tot het erdoorheen is verwarmd. Breng ¾ kopje saus over in een kleine kom om de kip te bedekken. Houd de rest van de saus warm bij de gegrilde kip.

2. Plaats voor de houtskoolgrill de houtskool op middelhoog vuur rond de lekbak. Experimenteer met een lekbak op middelhoog vuur. Leg de kippendijen op het grillrooster boven de lekbak. Dek af en gril gedurende 40-50 minuten of tot de kip niet meer roze is (175 ° F), draai halverwege het roosteren een keer om en bedruip met ¾ kopje brandewijn-perzikglazuur gedurende de laatste 5 minuten. 10 minuten braden. (Verwarm de grill op een gasgrill voor. Zet het vuur laag tot medium. Pas de warmte aan voor indirect koken. Voeg kippendijen toe om van het vuur te grillen. Dek af en grill zoals aangegeven.)

# IN CHILI GEMARINEERDE KIP MET MANGO-MELOENSALADE

LES:40 minuten koelen/marineren: 2-4 uur grillen: 50 minuten Opbrengst: 6-8 porties

ANCHO CHILI IS EEN DROGE POBLANO- HELDERE, DONKERGROENE CHILI MET EEN STERKE FRISSE SMAAK. ANCHO CHILI HEEFT EEN LICHT FRUITIGE SMAAK MET EEN VLEUGJE PRUIM OF ROZIJN EN SLECHTS EEN VLEUGJE BITTERHEID. NEW MEXICO-PEPERS KUNNEN MATIG HEET ZIJN. HET ZIJN DE DIEPRODE PEPERS DIE IN SOMMIGE DELEN VAN HET ZUIDWESTEN GEGROEPEERD EN OPGEHANGEN WORDEN IN RISTRAS, KLEURRIJKE VERZAMELINGEN GEDROOGDE PEPERS.

KIP
  2 gedroogde chilipepers uit New Mexico
  2 gedroogde anchopepers
  1dl kokend water
  3 eetlepels olijfolie
  1 grote zoete ui, geschild en in dikke plakken gesneden
  4 Roma-tomaten, ontpit
  1 el fijngehakte knoflook (6 teentjes)
  2 tl gemalen komijn
  1 theelepel gedroogde oregano, geplet
  16 kippendijen

SALADE
  2 kopjes in blokjes gesneden meloen

2 dl in blokjes gesneden honingsaus
2 dl in blokjes gesneden mango
¼ kopje vers limoensap
1 theelepel chilipoeder
½ tl gemalen komijn
¼ kopje verse koriander, gehakt

1. Verwijder kippenstengels en zaden van gedroogde New Mexico en ancho pepers. Verhit een grote koekenpan op middelhoog vuur. Rooster de pepers in de pan gedurende 1-2 minuten of tot ze geurig en licht geroosterd zijn. Doe geroosterde chilipepers in een kleine kom; voeg kokend water toe aan de kom. Laat minimaal 10 minuten staan of tot klaar voor gebruik.

2. Verwarm de gril. Bekleed een bakplaat met aluminiumfolie; verdeel 1 eetlepel olijfolie over de folie. Schik de plakjes ui en tomaten op de pan. Grill ongeveer 4 centimeter van het vuur gedurende 6-8 minuten of tot ze zacht en verkoold zijn. Giet de chili af en bewaar het water.

3. Doe voor de marinade de pepers, uien, tomaten, knoflook, komijn en oregano in een blender of keukenmachine. Dek af en mix of verwerk tot een gladde massa, voeg indien nodig gereserveerd water toe om tot de gewenste consistentie te pureren.

4. Doe de kip in een grote hersluitbare plastic zak in een ondiepe schaal. Giet de marinade over de kip in de zak en draai de zak ondersteboven om hem

gelijkmatig te coaten. Marineer in de koelkast gedurende 2-4 uur, keer de zak af en toe.

5. Meng in een zeer grote kom de meloen, honingsaus, mango, limoensap, de resterende 2 eetlepels olijfolie, chilipoeder, komijn en koriander voor de salade. Gooi een jas in. Dek af en zet 1-4 uur in de koelkast.

6. Plaats voor de houtskoolgrill de houtskool op middelhoog vuur rond de lekbak. Probeer het eens in een pan op middelhoog vuur. Giet de kip af, bewaar de marinade. Leg de kip op de grill boven de lekbak. Bestrijk de kip royaal met de gereserveerde marinade (gooi overtollige marinade weg). Dek af en gril gedurende 50 minuten of tot de kip niet meer roze is (175°F), draai halverwege het grillen een keer om. (In een gasgrill, verwarm de grill voor. Verlaag het vuur tot medium. Voeg indirect koken toe. Ga verder zoals aangegeven door de kip op een ovenvaste brander te plaatsen.) Serveer de kipfilets met de salade.

## TANDOORI STIJL KIPPENDIJEN MET KOMKOMMERREEPJES

LES: 20 minuten   Marineren: 2-24 uur   Grillen: 25 minuten
Opbrengst: 4 porties

RAITA WORDT GEMAAKT VAN CASHEWNOTEN.ROOM, CITROENSAP, MUNT, KORIANDER EN KOMKOMMER. ZORGT VOOR EEN VERFRISSENDE TEGENHANGER VAN DE KRUIDIGE, KRUIDIGE KIP.

KIP
- 1 ui, dun gesneden
- 1 stuk verse gember van 5 cm, geschild en in vieren gesneden
- 4 teentjes knoflook
- 3 eetlepels olijfolie
- 2 eetlepels vers citroensap
- 1 theelepel gemalen komijn
- 1 tl gemalen kurkuma
- ½ tl gemalen piment
- ½ tl gemalen kaneel
- ½ tl zwarte peper
- ¼ theelepel cayennepeper
- 8 kippendijen

KOMKOMMER STREEP
- 1 dl cashewroom (zie_recept_)
- 1 eetlepel vers citroensap
- 1 eetlepel gehakte verse munt
- 1 eetlepel verse koriander in reepjes gesneden

½ tl gemalen komijn

⅛ tl zwarte peper

1 middelgrote komkommer, geschild, klokhuis verwijderd en in blokjes gesneden (1 kop)

Schijfjes citroen

1. Mix ui, gember, knoflook, olijfolie, citroensap, komijn, kurkuma, piment, kaneel, zwarte peper en cayennepeper in een blender. Dek af en roer of verwerk tot een gladde massa.

2. Prik met de punt van een keukenmes vier of vijf keer in elke drumstick. Doe de drumsticks in een grote hersluitbare plastic zak in een grote kom. Voeg uienmengsel toe; keren om te kloppen Marineren in de koelkast gedurende 2-24 uur, zak af en toe keren.

3. Verwarm de barbecue voor. Haal de kip uit de marinade. Veeg overtollige marinade van de berken met keukenpapier. Leg de berken op het rooster op een met folie beklede bakplaat of een omrande bakplaat. Grill gedurende 15 minuten op 15-20 cm van de warmtebron. Draai de benen om; bak ongeveer 10 minuten of tot de kip niet meer roze is (175°F).

4. Combineer voor de streep de cashewroom, limoensap, munt, koriander, komijn en zwarte peper in een middelgrote kom. Voeg voorzichtig de komkommer toe.

5. Serveer de kip met raita en schijfjes citroen.

# KIP KERRIE STAMPPOT MET WORTELGROENTEN, ASPERGES EN GROENE APPEL MET MUNT

LES:30 minuten koken: 35 minuten rust: 5 minuten
Opbrengst: 4 porties

2 el geraffineerde kokosolie of olijfolie

2 kilo kipfilet met bot, desgewenst zonder vel

1 dl gesnipperde ui

2 el geraspte verse gember

2 eetlepels fijngehakte knoflook

2 eetlepels ongezouten kerriepoeder

2 eetlepels gemalen en pitloze jalapeño (zie karig)

4 dl kippenbouillon (zie recept) of kippenbouillon zonder toegevoegd zout

2 middelgrote zoete aardappelen (ongeveer 1 kilo), geschild en in stukjes gesneden

2 middelgrote rapen (ongeveer 6 ons), geschild en gehakt

1 dl tomaat, ontpit en in blokjes

8 ons asperges, bijgesneden en in stukjes van 1 inch gesneden

1 blik van 13,5 oz gewone kokosmelk (zoals Nature's Way)

½ kopje verse koriander, in reepjes gesneden

Appel-muntsaus (zie recept, onderstaand)

Schijfjes citroen

1. Verhit olie in een Nederlandse oven van 6 liter op middelhoog vuur. Bak de kip in hete olie, in porties, tot ze gelijkmatig bruin zijn, ongeveer 10 minuten. Breng de kip over naar het bord; Opzij zetten.

2. Zet het vuur op medium. Voeg ui, gember, knoflook, kerriepoeder en jalapeño toe aan de pot. Kook en roer gedurende 5 minuten of tot de ui zacht wordt. Voeg kippenbouillon, zoete aardappel, raap en tomaat toe. Doe de stukken kip terug in de pan zodat de kip zoveel mogelijk ondergedompeld is in de vloeistof. Zet het vuur laag tot medium-laag. Dek af en laat 30 minuten sudderen of tot de kip niet meer roze is en de groenten gaar zijn. Voeg asperges, kokosmelk en koriander toe. Haal van het vuur. Laat 5 minuten staan. Snijd indien nodig de botten van de kip zodat deze gelijkmatig over de serveerschalen wordt verdeeld. Serveer met appel-muntsaus en partjes limoen.

Appelmuntsaus: Maal ½ kopje ongezoete kokosvlokken tot een poeder in een keukenmachine. Voeg 1 kopje verse korianderblaadjes toe en stoom; 1 kopje verse muntblaadjes; 1 Granny Smith-appel, klokhuis verwijderd en in stukjes gesneden; 2 theelepels gemalen en ontpitte jalapeño (zie karig); en 1 eetlepel vers citroensap. Puls tot fijngehakt.

## PAILLARDSALADE VAN GEGRILDE KIP MET FRAMBOZEN, RODE BIET EN GEROOSTERDE AMANDELEN

LES:30 minuten Braden: 45 minuten Marineren: 15 minuten Grillen: 8 minuten Opbrengst: 4 porties

- ½ kopje hele amandelen
- 1½ tl olijfolie
- 1 middelgrote biet
- 1 middelgrote gouden wortel
- 2 6-8 oz kippenborsthelften zonder vel
- 2 dl verse of diepvriesframbozen, ontdooid
- 3 eetlepels rode of witte azijn
- 2 eetlepels verse dragon in reepjes gesneden
- 1 eetlepel fijngehakte sjalotjes
- 1 theelepel Dijon-stijl mosterd (zie<u>recept</u>)
- ¼ kopje olijfolie
- Zwarte peper
- 8 kopjes gemengde groenten

1. Verwarm voor de amandelen de oven voor op 200° F. Spreid de amandelen uit op een kleine bakplaat en besprenkel met ½ theelepel olijfolie. Bak ongeveer 5 minuten of tot geurig en goudbruin. Laat het afkoelen. (Amandelen kunnen 2 dagen van tevoren worden geroosterd en in een luchtdichte verpakking worden bewaard.)

2. Leg de bieten op een klein stukje aluminiumfolie en sprenkel er ½ theelepel olijfolie over. Wikkel de folie losjes om de bieten en leg ze op een schaal of in een

ovenschaal. Rooster de bieten in de oven op 400°F gedurende 40-50 minuten of tot ze zacht zijn als je er met een mes in prikt. Haal uit de oven en laat rusten tot het voldoende is afgekoeld om te hanteren. Verwijder de schil met een schilmesje. Snijd de rode biet in plakjes en zet apart. (Vermijd de bieten door elkaar te mengen zodat de bieten de bieten niet bruin verkleuren. U kunt de bieten 1 dag van tevoren roosteren en in de koelkast bewaren. Laat op kamertemperatuur komen alvorens te serveren.)

3. Snijd voor de kip elke kipfilet horizontaal doormidden. Leg elk stuk kip tussen twee stukken plasticfolie. Klop zachtjes tot ongeveer 2,5 cm dik met een vleeshamer. Leg de kip in een ondiepe schaal en zet opzij.

4. Pureer voor de vinaigrette ¾ kopje frambozen lichtjes in een grote kom met een garde (bewaar de rest van de frambozen voor de salade). Voeg azijn, dragon, sjalotten en mosterd in Dijon-stijl toe; klop om te mengen. Voeg ¼ kopje olijfolie toe in een dunne stroom, meng goed. Giet ½ kopje vinaigrette over kip; gooi kip om te coaten (bewaar de resterende vinaigrette voor salade). Laat de kip 15 minuten marineren op kamertemperatuur. Haal de kip uit de marinade en bestrooi met peper; gooi de rest van de marinade weg in een kom.

5. Plaats de kip voor een houtskool- of gasgrill direct op de grill op middelhoog vuur. Dek af en gril 8-10 minuten of tot de kip niet meer roze is, draai

halverwege het grillen een keer om. (De kip kan ook in een grillpan worden gekookt.)

6. Meng in een grote kom sla, bieten en resterende 1¼ kopjes frambozen. Giet gereserveerde vinaigrette over salade; gooi voorzichtig in de jas. Verdeel de salade over vier serveerschalen; bedek elk met een stuk gegrilde kipfilet. Hak de geroosterde amandelen in grove stukken en strooi ze erover. Serveer onmiddellijk.

## MET BROCCOLI GEVULDE KIPFILETS MET VERSE TOMATENSAUS EN CAESARSALADE

LES:40 minuten Kooktijd: 25 minuten Opbrengst: 6 porties

- 3 eetlepels olijfolie
- 2 tl fijngehakte knoflook
- ¼ theelepel gemalen rode peper
- 1 kilo broccoli raab, gesneden en gehakt
- ½ kopje ongerijpte gouden rozijnen
- ½ kopje water
- 4 kippenborsthelften zonder vel, 5-6 oz
- 1 dl gesnipperde ui
- 3 dl gehakte tomaten
- ¼ kopje gehakte verse basilicum
- 2 theelepels rode wijnazijn
- 3 eetlepels vers citroensap
- 2 eetlepels Paleo Mayo (zie recept)
- 2 theelepels Dijon-stijl mosterd (zie recept)
- 1 theelepel fijngehakte knoflook
- ½ tl zwarte peper
- ¼ kopje olijfolie
- 10 kopjes gesneden snijsla

1. Verhit 1 eetlepel olijfolie in een grote koekenpan op middelhoog vuur. Voeg knoflook en geplette rode peper toe; kook en roer gedurende 30 seconden of tot geurig. Voeg gehakte broccoli, rozijnen en ½ dl water toe. Dek af en kook ongeveer 8 minuten of tot de

broccoli zacht en zacht is. Haal de deksel van de pan; laat overtollig water verdampen. Opzij zetten.

2. Snijd voor de broodjes elke kipfilet in de lengte doormidden; plaats elk stuk tussen twee stukken plastic folie. Klop de kip met de platte kant van een vleeshamer lichtjes tot een dikte van ongeveer ¼ inch. Plaats op elke rol ongeveer ¼ kopje broccoli raab-mengsel op een van de korte uiteinden; rol, vouw zijwaarts zodat de vulling volledig bedekt is. (De broodjes kunnen tot 1 dag van tevoren worden gemaakt en in de koelkast worden bewaard tot ze klaar zijn om te koken.)

3. Verhit 1 eetlepel olijfolie in een grote koekenpan op middelhoog vuur. Leg de rollen met de naad naar beneden. Bak ongeveer 8 minuten of tot ze aan alle kanten goudbruin zijn, draai ze tijdens het koken twee of drie keer om. Leg de broodjes op een schaal.

4. Verhit voor de saus 1 eetlepel van de resterende olijfolie in een pan op middelhoog vuur. Voeg ui toe; kook ongeveer 5 minuten of tot ze doorschijnend zijn. Tomaten en basilicum toevoegen. Leg de rolletjes in de pan bovenop de saus. Breng aan de kook op middelhoog vuur; Zet het vuur laag. Dek af en laat ongeveer 5 minuten sudderen of tot de tomaten beginnen af te breken maar nog steeds hun vorm behouden en de broodjes door en door worden verwarmd.

5. Meng voor de dressing citroensap, Paleo mayonaise, Dijon-stijl mosterd, knoflook en zwarte peper in een

kleine kom. Sprenkel er ¼ kopje olijfolie over, klop tot het geëmulgeerd is. Meng de dressing met de gesneden snijsla in een grote kom. Verdeel de snijsla over zes serveerschalen om te serveren. Snijd de rolletjes en leg ze op de snijsla; besprenkel met tomatensaus.

## GEGRILDE KIPSHOARMA WRAPS MET GEKRUIDE GROENTEN EN PIJNBOOMPITTENSAUS

LES:20 minuten marineren: 30 minuten grillen: 10 minuten bereiding: 8 broodjes (4 porties)

- 1½ pond kippenborsten zonder botten, zonder vel, in stukjes van 2 inch gesneden
- 5 eetlepels olijfolie
- 2 eetlepels vers citroensap
- 1¾ theelepel gemalen komijn
- 1 theelepel fijngehakte knoflook
- 1 theelepel paprikapoeder
- ½ tl kerriepoeder
- ½ tl gemalen kaneel
- ¼ theelepel cayennepeper
- 1 middelgrote courgette, gehalveerd
- 1 kleine aubergine, in plakken van ½ cm gesneden
- 1 grote gele paprika, gehalveerd en zaadjes verwijderd
- 1 middelgrote rode ui, in vieren gesneden
- 8 kerstomaatjes
- 8 grote blaadjes botersla
- Geroosterde pijnboompittensaus (zie recept)
- Schijfjes citroen

1. Meng voor de marinade 3 eetlepels olijfolie, citroensap, 1 theelepel komijn, knoflook, ½ theelepel paprikapoeder, kerriepoeder, ¼ theelepel kaneel en cayennepeper in een kleine kom. Doe de stukjes kip

in een grote hersluitbare plastic zak in een ondiepe schaal. Giet de marinade over de kip. Sluit de zak; verander de tas in een jas. Marineer 30 minuten in de koelkast, keer de zak af en toe.

2. Haal de kip uit de marinade; gooi de marinade weg. Rijg de kip aan vier lange spiesen.

3. Leg courgette, aubergine, paprika en ui op de bakplaat. Sprenkel er 2 eetlepels olijfolie over. Bestrooi met de resterende ¾ theelepel komijn, de resterende ½ theelepel paprikapoeder en de resterende ¼ theelepel kaneel; Wrijf lichtjes over de groenten. Rijg de tomaten aan twee spiesen.

3. Leg voor een houtskool- of gasgrill de kip- en tomatenspiesjes en groenten op de grill op middelhoog vuur. Dek af en gril tot de kip niet meer roze is en de groenten licht verkoold en krokant zijn, één keer draaien. Reken op 10-12 minuten voor de kip, 8-10 minuten voor de groenten en 4 minuten voor de tomaten.

4. Haal de kip van de spies. Hak de kip fijn en snijd de courgette, aubergine en paprika in kleine stukjes. Haal de tomaten van de spiesen (niet hakken). Leg de kip en groenten op een bord. Leg voor het serveren de kip en groenten op een slablad; besprenkel de geroosterde pijnboompittensaus erover. Serveer met schijfjes citroen.

## GEBAKKEN KIPFILET MET CHAMPIGNONS, BLOEMKOOLGEHAKT MET KNOFLOOK EN GEROOSTERDE ASPERGES

VAN BEGIN TOT EIND:Wisseltijd van 50 minuten: 4 porties

- 4 10-12 oz kipfilethelften met been, vel verwijderd
- 3 dl kleine witte champignons
- 1 kopje dun gesneden prei of gele uien
- 2 kopjes kippenbouillon (zie<u>recept</u>) of kippenbouillon zonder toegevoegd zout
- 1 dl droge witte wijn
- 1 grote bos verse tijm
- Zwarte peper
- witte azijn (optioneel)
- 1 bloemkool, in roosjes verdeeld
- 12 gepelde knoflookteentjes
- 2 eetlepels olijfolie
- Witte peper of cayennepeper
- 1 kilo gesneden asperges
- 2 theelepels olijfolie

1. Verwarm de oven voor op 400 ° F. Plaats de kipfilets in een rechthoekige ovenschaal van 3 liter; top met champignons en prei. Giet de kippenbouillon en wijn over de kip en groenten. Bestrooi met tijm en bestrooi met zwarte peper. Bedek de plaat met aluminiumfolie.

2. Bak gedurende 35-40 minuten of tot een thermometer in de grill 170 ° F aangeeft. Verwijder de tijmtakjes en

gooi ze weg. Breng het stoofvocht, indien gewenst, voor het opdienen op smaak met azijn.

2. Kook ondertussen de bloemkool en knoflook in kokend water in een grote pan in ongeveer 10 minuten gaar. Giet de bloemkool en knoflook af en bewaar 2 eetlepels kookvocht. Doe de bloemkool en het bewaarde kookvocht in een keukenmachine of grote kom. Verwerk tot een gladde massa* of pureer met een aardappelstamper; voeg 2 eetlepels olijfolie toe en breng op smaak met witte peper. Houd warm tot serveren.

3. Leg de asperges in een enkele laag op de bakplaat. Sprenkel er 2 theelepels olijfolie over en draai naar beneden. Strooi zwarte peper erover. Bak in een oven van 400 ° F gedurende ongeveer 8 minuten of tot ze knapperig zijn, één keer roeren.

4. Verdeel de bloemkoolpuree over zes borden. Top met kip, champignons en prei. Sprenkel er wat koperen vloeistof over; serveer met geroosterde asperges.

*Opmerking: als u een keukenmachine gebruikt, zorg er dan voor dat u niet te veel verwerkt, anders wordt de bloemkool te dun.

## THAISE KIPPENSOEP

LES:30 minuten invriezen: 20 minuten koken: 50 minuten
Opbrengst: 4-6 porties

TAMARINDE IS EEN BITTERE EN MUSKUSACHTIGE VRUCHTGEBRUIKT IN DE INDIASE, THAISE EN MEXICAANSE KEUKEN. VEEL COMMERCIEEL BEREIDE TAMARINDEPASTA'S BEVATTEN SUIKER; ZORG ERVOOR DAT JE ER EEN KOOPT DIE HET NIET BEVAT. KAFFIR-LIMOENBLAADJES ZIJN VERS, INGEVROREN EN GEDROOGD VERKRIJGBAAR OP DE MEESTE AZIATISCHE MARKTEN. ALS JE ZE NIET KUNT VINDEN, VERVANG DAN DE BLAADJES IN DIT RECEPT DOOR 1½ THEELEPEL FIJNGERASPTE LIMOENSCHIL.

- 2 stengels citroengras, bijgesneden
- 2 eetlepels ongeraffineerde kokosolie
- ½ kopje dun gesneden ui
- 3 grote teentjes knoflook, in dunne plakjes gesneden
- 8 dl kippenbouillon (zie<u>recept</u>) of kippenbouillon zonder toegevoegd zout
- ¼ kopje tamarindepasta zonder toegevoegde suiker (zoals het merk Tamicon)
- 2 eetlepels norivlokken
- 3 verse Thaise chilipepers, in dunne plakjes gesneden en zaadjes intact (zie<u>karig</u>)
- 3 kaffirlimoenblaadjes
- 1 stuk gember van 3 inch, in dunne plakjes gesneden
- 4 6 oz kippenborsthelften zonder bot zonder vel

1 14,5 oz kan zonder zout in blokjes gesneden vuur geroosterde tomaten, ongedraineerd

6 ons fijne asperges, bijgesneden en dun gesneden diagonaal in stukken van ½ inch

½ kopje verpakte Thaise basilicumblaadjes (zie<u>Ingang</u>)

1. Snijd met de achterkant van een mes de stelen van het citroengras af en druk stevig aan. Hak de gebroken stelen fijn.

2. Verhit de kokosolie in een braadpan op middelhoog vuur. Citroengras en bieslook toevoegen; kook gedurende 8-10 minuten, vaak roerend. Voeg knoflook toe; kook en roer gedurende 2-3 minuten of tot het sterk geurt.

3. Voeg kippenbouillon, tamarindepasta, nori-vlokken, chili, limoenblaadjes en gember toe. Waterkokers; Zet het vuur laag. Dek af en kook op laag vuur gedurende 40 minuten.

4. Vries ondertussen de kip 20-30 minuten in of tot hij stolt. Snijd de kip in dunne plakjes.

5. Zeef de soep door een fijnmazige zeef in een grote pan en druk met de achterkant van een grote lepel naar beneden om de smaken naar voren te laten komen. Gooi vast materiaal weg. Kook de soep. Voeg de kip, ongedraineerde tomaten, asperges en basilicum toe. Vuur verminderen; laat 2-3 minuten onafgedekt sudderen of tot de kip gaar is. Serveer onmiddellijk.

# GEGRILDE KIP MET CITROEN EN SALIE MET ESCAROLE

LES:15 minuten frituren: 55 minuten rust: 5 minuten
Opbrengst: 4 porties

CITROENSCHIJFJES EN SALIEBLAADJES.GEPLAATST ONDER DE HUID VAN DE KIP, KRUIDEN HET VLEES TERWIJL HET KOOKT EN CREËERT EEN OPVALLEND PATROON OP DE KNAPPERIGE, ONDOORZICHTIGE HUID NADAT HET UIT DE OVEN IS GEHAALD.

- 4 halve kipfilet met been (met vel)
- 1 citroen, zeer dun gesneden
- 4 grote salieblaadjes
- 2 theelepels olijfolie
- 2 theelepels mediterrane kruiden (zie<u>recept</u>)
- ½ tl zwarte peper
- 2 eetlepels extra vergine olijfolie
- 2 sjalotten, in plakjes
- 2 geperste knoflookteentjes
- 4 andijvie eindigt in de lengte in het midden

1. Verwarm de oven voor op 400 ° F. Verwijder voorzichtig de schil van beide helften van de borst met een schilmesje en laat het aan één kant liggen. Leg 2 schijfjes citroen en 1 blaadje salie bovenop elk borststuk. Trek de huid voorzichtig terug op zijn plaats en oefen lichte druk uit om hem vast te zetten.

2. Leg de kip in een ondiepe koekenpan. Bestrijk de kip met 2 theelepels olijfolie; bestrooi met mediterrane kruiden en ¼ theelepel peper. Grill ongeveer 55

minuten onafgedekt, of tot de huid goudbruin en krokant is en een direct afleesbare thermometer die in de kip is gestoken, 170 ° F aangeeft. Laat de kip 10 minuten rusten alvorens te serveren.

3. Verhit ondertussen in een grote koekenpan 2 eetlepels olijfolie op middelhoog vuur. Sjalotten toevoegen; kook ongeveer 2 minuten of tot ze doorschijnend zijn. Strooi de resterende ¼ theelepel peper over de andijvie. Voeg de knoflook toe aan de pan. Leg de andijvie in de pan, snij de zijkanten eraf. Bak ongeveer 5 minuten of tot ze bruin zijn. Draai de andijvie voorzichtig om; kook 2-3 minuten langer of tot het gaar is. Serveer met kip.

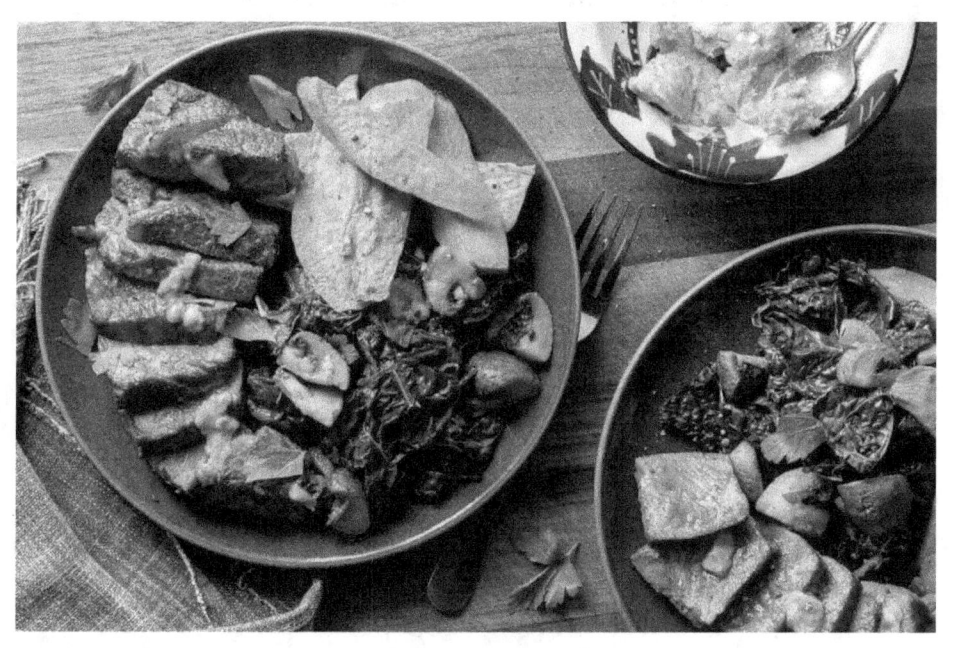

## KIP MET LENTE-UITJES, WATERKERS EN RADIJSJES

LES:Koken 20 minuten: Bak 8 minuten: 30 minuten
Opbrengst: 4 porties

HOEWEL KOKENDE RADIJZEN MISSCHIEN VREEMD LIJKEN,ZE ZIJN HIER NAUWELIJKS GAAR, NET GENOEG OM DE PITTIGE BITE TE VERZACHTEN EN EEN BEETJE TE VERZACHTEN.

- 3 eetlepels olijfolie
- 4 10-12 oz kipfilethelften met bot (met vel)
- 1 eetlepel citroenkruidenkruiden (zie<u>recept</u>)
- ¾ kopje gesneden ui
- 6 radijsjes, in dunne plakjes
- ¼ tl zwarte peper
- ½ kopje droge witte vermout of droge witte wijn
- ⅓ kopje cashewroom (zie<u>recept</u>)
- 1 bosje waterkers, stengels gesneden en gehakt
- 1 eetlepel verse dille in reepjes gesneden

1. Verwarm de oven voor op 350 ° F. Verhit olijfolie in een grote koekenpan op middelhoog vuur. Dep de kip droog met keukenpapier. Bak de kip met de velzijde naar beneden gedurende 4-5 minuten of tot het vel goudbruin en krokant is. Draai de kip om; kook ongeveer 4 minuten of tot ze gekleurd zijn. Leg de kip met de huid naar boven in een ondiepe ovenschaal. Bestrooi de kip met citroenkruidenkruiden. Bak ongeveer 30 minuten of tot een thermometer die in de grill is gestoken 170 ° F aangeeft.

2. Giet ondertussen al het vet op 1 eetlepel na uit de pan; Verhit de braadpan opnieuw. Voeg bieslook en radijs toe; kook ongeveer 3 minuten of tot de uien droog zijn. Peper erover strooien. Voeg de vermout toe en schraap al roerend de gebruinde stukjes los. Waterkokers; kook tot het is ingekookt en iets ingedikt. Voeg cashewroom toe; Kok. Haal de koekenpan van het vuur; voeg waterkers en dille toe, roer voorzichtig tot de waterkers droog is. Voeg de opgevangen kippensappen toe aan de ovenschaal.

3. Verdeel het knoflookmengsel over vier serveerschalen; top met kip.

## KIP TIKKA MASALA

LES:30 minuten Marineren: 4-6 uur Koken: 15 minuten
Grillen: 8 minuten Opbrengst: 4 porties

DIT IS GEÏNSPIREERD OP EEN ZEER POPULAIR INDIAAS GERECHT.DIE MISSCHIEN HELEMAAL NIET IN INDIA IS GEMAAKT, MAAR IN EEN INDIAAS RESTAURANT IN HET VK. BIJ TRADITIONELE KIP TIKKA MASALA WORDT DE KIP GEMARINEERD IN YOGHURT EN VERVOLGENS GEKOOKT IN EEN PITTIGE TOMATENSAUS BESPRENKELD MET ROOM. DEZE VERSIE SMAAKT EXTRA PUUR OMDAT ER GEEN MELK IN ZIT DIE DE SMAAK VAN DE SAUS OVERSTEMT. IN PLAATS VAN RIJST WORDT HET GESERVEERD MET KNAPPERIGE COURGETTENOEDELS.

- 1½ kilo kippendijen zonder vel of zonder bot of halve kipfilet
- ¾ kopje gewone kokosmelk (zoals Nature's Way)
- 6 fijngehakte teentjes knoflook
- 1 eetlepel geraspte verse gember
- 1 theelepel gemalen koriander
- 1 theelepel paprikapoeder
- 1 theelepel gemalen komijn
- ¼ theelepel gemalen kardemom
- 4 eetlepels geraffineerde kokosolie
- 1 kopje gehakte wortel
- 1 dun gesneden bleekselderij
- ½ kopje gesnipperde ui

2 jalapeño- of serranopepers, zonder klokhuis (optioneel) en fijngehakt (zie karig)

1 14,5 oz kan zonder zout in blokjes gesneden vuur geroosterde tomaten, ongedraineerd

1 8 oz kan ongezouten tomatensaus

1 theelepel toegevoegd zout garam masala

3 middelgrote courgettes

½ tl zwarte peper

verse korianderblaadjes

1. Als u kippendijen gebruikt, snijdt u elke dij in drie stukken. Als u kipfilethelften gebruikt, snijdt u elke borsthelft in stukken van 2 inch en snijdt u de dikke delen horizontaal om ze dunner te maken. Doe de kip in een grote hersluitbare plastic zak; Opzij zetten. Combineer voor de marinade ½ kopje kokosmelk, knoflook, gember, koriander, paprika, komijn en kardemom in een kleine kom. Giet de marinade over de kip in de zak. Sluit de zak en draai om de kip te bedekken. Plaats de zak in een middelgrote kom; marineer 4-6 uur in de koelkast, keer de zak af en toe.

2. Verwarm de gril. Verhit 2 eetlepels kokosolie op middelhoog vuur in een grote pan. Voeg wortels, selderij en ui toe; kook 6-8 minuten of tot de groenten zacht zijn, af en toe roeren. Voeg jalapenos toe; kook en roer nog 1 minuut. Voeg de ongedraineerde tomaten en tomatensaus toe. Waterkokers; Zet het vuur laag. Laat ongeveer 5 minuten onafgedekt sudderen of tot de saus iets dikker wordt.

3. Giet de kip af en gooi de marinade weg. Schik de stukken kip in een enkele laag op het onverwarmde

rek van de koekenpan. Grill 5 tot 6 inch van het vuur gedurende 8 tot 10 minuten of tot de kip niet meer roze is en halverwege omdraait. Voeg de gekookte stukjes kip en de resterende ¼ kopje kokosmelk toe aan het tomatenmengsel in de pan. Kook gedurende 1-2 minuten of tot het goed is opgewarmd. Haal van het vuur; garam masala toevoegen.

4. Snijd de uiteinden van de courgette. Snijd de courgette in lange dunne reepjes met een papiersnijder. Verhit in een zeer grote koekenpan de resterende 2 eetlepels kokosolie op middelhoog vuur. Voeg courgettereepjes en zwarte peper toe. Kook en roer gedurende 2-3 minuten of tot de courgette krokant is.

5. Verdeel de courgette over vier serveerschalen om te serveren. Top met het kipmengsel. Garneer met korianderblaadjes.

## RAS EL HANOUT KIPPENDIJEN

LES:20 minuten Kooktijd: 40 minuten Opbrengst: 4 porties

RAS EL HANOUT IS INGEWIKKELDEN EEN MIX VAN EXOTISCHE MAROKKAANSE KRUIDEN. DE UITDRUKKING BETEKENT "MEESTER VAN DE WINKEL" IN HET ARABISCH, WAT BETEKENT DAT HET EEN UNIEKE MIX IS VAN DE BESTE KRUIDEN DIE DE KRUIDENVERKOPER TE BIEDEN HEEFT. ER IS GEEN VAST RECEPT VOOR RAS EL HANOUT, MAAR HET BEVAT VAAK GEMBER, ANIJS, KANEEL, NOOTMUSKAAT, PEPER, KRUIDNAGEL, KARDEMOM, GEDROOGDE BLOEMEN (ZOALS LAVENDEL EN ROOS), NIGELLA, NOOTMUSKAAT, LAOS EN KURKUMA..

- 1 el gemalen komijn
- 2 theelepels gemalen gember
- 1½ tl zwarte peper
- 1½ tl gemalen kaneel
- 1 theelepel gemalen koriander
- 1 tl cayennepeper
- 1 tl gemalen piment
- ½ tl gemalen kruidnagel
- ¼ theelepel gemalen nootmuskaat
- 1 tl saffraandraadjes (optioneel)
- 4 eetlepels ongeraffineerde kokosolie
- 8 kippendijen met been
- 1 8-ounce pakket verse champignons, in plakjes
- 1 dl gesnipperde ui
- 1 kop gehakte rode, gele of groene paprika (1 grote)

4 Roma-tomaten, ontpit, ontpit en in stukjes gesneden

4 teentjes knoflook, gehakt

2 blikjes gewone kokosmelk van 13,5 oz (zoals Nature's Way)

3-4 eetlepels vers citroensap

¼ kopje gehakte verse koriander

1. Meng voor de ras el hanout in een middelgrote vijzel of kleine kom de komijn, gember, zwarte peper, kaneel, koriander, cayennepeper, piment, kruidnagel, nootmuskaat en, indien gewenst, de saffraan. Maal met een vijzel of roer met een lepel om goed te mengen. Opzij zetten.

2. Verhit 2 eetlepels kokosolie op middelhoog vuur in een hele grote koekenpan. Strooi 1 eetlepel ras el hanout over de kippendijen. Voeg kip toe aan de pan; kook gedurende 5-6 minuten of tot ze bruin zijn, draai ze halverwege de kooktijd een keer om. Haal de kip uit de pan; blijf warm.

3. Verhit de resterende 2 eetlepels kokosolie op middelhoog vuur in dezelfde pan. Voeg champignons, uien, paprika, tomaten en knoflook toe. Kook en roer ongeveer 5 minuten of tot de groenten gaar zijn. Voeg kokosmelk, limoensap en 1 eetlepel ras el hanout toe. Doe de kip terug in de pan. Waterkokers; Zet het vuur laag. Laat ongeveer 30 minuten sudderen, afgedekt, of tot de kip gaar is (175°F).

4. Serveer de kip, groenten en saus in kommen. Garneer met koriander.

Opmerking: Bewaar overgebleven Ras el Hanout maximaal 1 maand in een afgedekte container.

## CARAMBOLA GEMARINEERDE KIPPENDIJEN BOVENOP GESTOOFDE SPINAZIE

LES:40 minuten Marineren: 4-8 uur Koken: 45 minuten
Opbrengst: 4 porties

DEP DE KIP INDIEN NODIG DROOG.MET KEUKENPAPIER NADAT HET UIT DE MARINADE KOMT VOORDAT HET BRUIN WORDT IN DE PAN. DE VLOEISTOF DIE OP HET VLEES ACHTERBLIJFT SPAT IN DE HETE OLIE.

8 kippendijen met been (1½ tot 2 pond), vel verwijderd
¾ kopje witte of ciderazijn
¾ kopje vers sinaasappelsap
½ kopje water
¼ kopje gehakte ui
¼ kopje verse koriander, gehakt
4 teentjes knoflook, gehakt
½ tl zwarte peper
1 eetlepel olijfolie
1 carambola, in plakjes
1 kopje kippenbouillon (zie recept) of kippenbouillon zonder toegevoegd zout
2 9-ounce pakketten verse spinazieblaadjes
verse korianderblaadjes (optioneel)

1. Leg de kip in een roestvrijstalen of geëmailleerde pan; Opzij zetten. Meng in een middelgrote kom azijn, sinaasappelsap, water, ui, ¼ kopje gehakte koriander, knoflook en peper; giet over de kip. Dek af en marineer 4-8 uur in de koelkast.

2. Breng het kipmengsel aan de kook in een pan op middelhoog vuur; Zet het vuur laag. Dek af en laat 35-40 minuten sudderen of tot de kip niet meer roze is (175°F).

3. Verhit de olie in een zeer grote koekenpan op middelhoog vuur. Haal de kip met een tang uit de Nederlandse oven en schud zachtjes om uit te lekken; bewaar het kookvocht. Bak de kip aan alle kanten bruin en draai hem regelmatig om voor een gelijkmatige bruining.

4. Zeef ondertussen het kookvocht voor de saus af; Keer terug naar de Nederlandse oven. Kok. Laat ongeveer 4 minuten koken om iets te verminderen en in te dikken; voeg carambola toe; kook nog 1 minuut. Doe de kip terug in de hollandaisesaus. Haal van het vuur; deksel om warm te blijven.

5. Maak de pan schoon. Schenk de kippenbouillon in de pan. Breng aan de kook op middelhoog vuur; voeg spinazie toe. Vuur verminderen; laat 1-2 minuten sudderen of tot spinazie zacht is geworden, onder voortdurend roeren. Leg de spinazie op een serveerschaal met een schuimspaan. Top met kip en saus. Bestrooi eventueel met korianderblaadjes.

# STOOFPOTJE VAN KIP MET WORTELTJES EN PAKSOI

LES:Koken 15 minuten: Rust 24 minuten: 2 minuten
Opbrengst: 4 porties

BABY PAKSOI IS ERG DELICAAT EN JE KUNT IN EEN MUM VAN TIJD TE VEEL KOKEN. OM HET VERS EN VERS VAN SMAAK TE HOUDEN, NIET VERSCHROMPELD OF DRASSIG, MOET JE ERVOOR ZORGEN DAT HET NIET LANGER DAN 2 MINUTEN WORDT GESTOOMD IN EEN AFGEDEKTE HETE PAN (VAN HET VUUR AF) VOORDAT JE DE PAN SERVEERT.

- 2 eetlepels olijfolie
- 1 prei, in plakjes (witte en lichtgroene delen)
- 4 dl kippenbouillon (zie_recept_) of kippenbouillon zonder toegevoegd zout
- 1 dl droge witte wijn
- 1 eetlepel Dijon-stijl mosterd (zie_recept_)
- ½ tl zwarte peper
- 1 takje verse tijm
- 1¼ pond kippendijen zonder botten, zonder vel, in stukjes van 1 inch gesneden
- 8 ons babywortelen met toppen, geschild, bijgesneden en in de lengte gehalveerd, of 2 middelgrote wortelen, diagonaal gesneden
- 2 theelepels fijn geraspte citroenschil (reserveren)
- 1 eetlepel vers citroensap
- 2 koppen baby paksoi
- ½ theelepel verse tijm, gehakt

1. Verhit 1 eetlepel olijfolie op middelhoog vuur in een grote pan. Bak de prei 3-4 minuten in hete olie of tot hij zacht is. Voeg de kippenbouillon, wijn, mosterd in Dijon-stijl, ¼ theelepel peper en een takje tijm toe. Waterkokers; Zet het vuur laag. Kook gedurende 10-12 minuten of tot de vloeistof met ongeveer een derde is verminderd. Gooi het takje tijm weg.

2. Verhit ondertussen de resterende 1 eetlepel olijfolie in een braadpan op middelhoog vuur. Bestrooi de kip met de resterende ¼ theelepel peper. Bak in hete olie gedurende ongeveer 3 minuten of tot ze goudbruin zijn, af en toe roeren. Giet indien nodig het vet af. Voeg voorzichtig de gereduceerde bouillon toe aan de pot en schraap eventuele bruine stukjes eraf; voeg de wortels toe. Waterkokers; Zet het vuur laag. Laat 8-10 minuten onafgedekt sudderen of tot de wortels zacht zijn. Voeg citroensap toe. Snij de paksoi in de lengte door. (Als de paksoikoppen groot zijn, snijd ze dan in vieren.) Leg de paksoi op de kip in de pan. Dek af en haal van het vuur; laat 2 minuten staan.

3. Serveer de stamppot in ondiepe kommen. Strooi er citroenschil en tijm over.

## GEGRILDE KIP EN SALADE VAN APPEL EN ANDIJVIE

LES:30 minuten grillen: 12 minuten rendement: 4 porties

ALS JE VAN EEN ZOETERE APPEL HOUDTGA MET HONINGKRABBEN. ALS JE VAN APPELTAART HOUDT, GEBRUIK DAN GRANNY SMITH OF PROBEER EEN BALANS MET EEN COMBINATIE VAN DE TWEE VARIANTEN.

- 3 middelgrote Honeycrisp- of Granny Smith-appels
- 4 theelepels extra vergine olijfolie
- ½ dl gesnipperde sjalotjes
- 2 eetlepels gehakte verse peterselie
- 1 el gevogeltekruiden
- 3-4 kroppen andijvie, in kwarten
- 1 kilo gemalen kip- of kalkoenfilet
- ⅓ kop gehakte geroosterde hazelnoten*
- ⅓ kopje klassieke Franse vinaigrette (zie<u>recept</u>)

1. Snijd de appels doormidden en verwijder het klokhuis. Schil en hak 1 van de appels. Verhit 1 tl olijfolie op middelhoog vuur. Voeg gehakte appel en sjalot toe; koken tot het klaar is. Voeg peterselie en gevogeltekruiden toe. Laat het afkoelen.

2. Verwijder ondertussen de resterende 2 appels en snijd ze in plakjes. Bestrijk de snijranden van de appelschijfjes en escarole met de resterende olijfolie. Meng in een grote kom het mengsel van kip en gekoelde appel. Verdeel in acht delen; vorm van elke portie pasteitjes met een diameter van 5 cm.

3. Plaats voor een houtskool- of gasgrill de kippasteitjes en appelpartjes direct op de grill op middelhoog vuur. Dek af en gril 10 minuten, draai halverwege de grill een keer om. Andijvie met snijkant naar beneden toevoegen. Dek af en gril 2 tot 4 minuten of tot andijvie licht verkoold is, appels zacht zijn en kippasteitjes gaar zijn (165°F).

4. Snijd de escarole in grote stukken. Verdeel de andijvie over vier borden. Top met kippasteitjes, appelschijfjes en hazelnoten. Besprenkel met klassieke Franse vinaigrette.

*Tip: Om de hazelnoten te roosteren, verwarm je de oven voor op 350° F. Verdeel de noten in een enkele laag in een ondiepe ovenschaal. Bak gedurende 8-10 minuten of tot ze lichtbruin zijn, roer één keer om voor een gelijkmatige kleuring. Koel de noten iets af. Leg de warme noten op een schone theedoek; wrijf met een handdoek om losse velletjes te verwijderen.

## TOSCAANSE KIPPENSOEP MET REEPJES BOERENKOOL

LES:Kooktijd: 15 minuten: 20 minuten Opbrengst: 4-6 porties

EEN EETLEPEL PESTO– NAAR KEUZE BASILICUM OF RUCOLA – VOEGT EEN VLEUGJE SMAAK TOE AAN DEZE HARTIGE SOEP, GEKRUID MET ZOUTVRIJE GEVOGELTEKRUIDEN. OM BOERENKOOL HELDERGROEN EN ZO VOEDZAAM MOGELIJK TE HOUDEN, KOOK JE HEM TOT HIJ GESLONKEN IS.

- 1 kilo gemalen kip
- 2 eetlepels ongezouten gevogeltekruiden
- 1 tl fijn geraspte citroenschil
- 1 eetlepel olijfolie
- 1 dl gesnipperde ui
- ½ kopje gehakte wortel
- 1 dl gehakte bleekselderij
- 4 teentjes knoflook, in plakjes
- 4 dl kippenbouillon (zie recept) of kippenbouillon zonder toegevoegd zout
- 1 14,5 oz geroosterde tomaten zonder zout, ongedraineerd
- 1 bos Lacinato (Toscaanse) kool, stengels verwijderd, versnipperd
- 2 eetlepels vers citroensap
- 1 tl verse tijm in reepjes gesneden
- Basilicum of rucola pesto (zie recept)

1. Combineer gemalen kip, gevogeltekruiden en citroenschil in een middelgrote kom. Goed mengen.

2. Verhit de olijfolie in een braadpan op middelhoog vuur. Kipmengsel, ui, wortel en selderij toevoegen; kook gedurende 5-8 minuten of tot de kip niet meer roze is, roer met een houten lepel om het vlees te breken en voeg de knoflookteentjes toe tijdens de laatste minuut van het koken. Voeg kippenbouillon en tomaten toe. Waterkokers; Zet het vuur laag. Dek af en kook op laag vuur gedurende 15 minuten. Voeg boerenkool, citroensap en tijm toe. Laat ongeveer 5 minuten onafgedekt sudderen of tot de boerenkool zacht is geworden.

3. Schep voor het serveren de soep in kommen en bestrooi met basilicum of rucolapesto.

# KIP LARB

LES:Kook 15 minuten: Koel 8 minuten: 20 minuten
Opbrengst: 4 porties

DEZE VERSIE VAN EEN POPULAIR THAIS GERECHT DE ZEER GEKRUIDE GEMALEN KIP EN GROENTEN DIE OP SLABLAADJES WORDEN GESERVEERD, ZIJN ONGELOOFLIJK LICHT EN SMAAKVOL ZONDER DE TOEGEVOEGDE SUIKER, ZOUT EN VISSAUS (DIE RIJK IS AAN NATRIUM) DIE TRADITIONEEL DEEL UITMAKEN VAN DE INGREDIËNTENLIJST. MET KNOFLOOK, THAISE CHILI, CITROENGRAS, LIMOENRASP, LIMOENSAP, MUNT EN KORIANDER WIL JE DEZE NIET MISSEN.

- 1 eetlepel geraffineerde kokosolie
- 2 kilo gemalen kip (95% magere of gemalen borst)
- 8 ons champignons, gehakt
- 1 dl gesnipperde rode ui
- 1-2 Thaise pepers, ontpit en fijngehakt (zie karig)
- 2 eetlepels fijngehakte knoflook
- 2 el fijngehakt citroengras*
- ¼ theelepel gemalen kruidnagel
- ¼ tl zwarte peper
- 1 eetlepel fijn geraspte limoenschil
- ½ kopje vers limoensap
- ⅓ kopje stevig verpakte verse muntblaadjes, gehakt
- ⅓ kopje fijnverpakte verse koriander, gehakt
- 1 krop ijsbergsla in blaadjes gesneden

1. Verhit de kokosolie in een zeer grote koekenpan op middelhoog vuur. Voeg gemalen kip, champignons, ui, chili(s), knoflook, citroengras, kruidnagel en zwarte peper toe. Kook 8-10 minuten of tot de kip gaar is. Roer met een houten lepel om het vlees tijdens het koken uit elkaar te halen. Maak indien nodig leeg. Breng het kippenmengsel over in een zeer grote kom. Laat ongeveer 20 minuten afkoelen of tot iets kamertemperatuur, af en toe roeren.

2. Voeg limoenrasp, limoensap, munt en koriander toe aan het kipmengsel. Serveer met slablaadjes.

*Tip: Je hebt een scherp mes nodig om citroengras te maken. Snijd de houtachtige stengel van de basis van de stengel en de taaie groene bladeren van de bovenkant van de plant. Verwijder de twee harde buitenste lagen. Je zou een stuk citroengras moeten hebben dat ongeveer 15 cm lang en heldergeel is. Snijd de stengel horizontaal doormidden en snij vervolgens beide helften opnieuw. Snijd elk kwart van de stengel in zeer dunne plakjes.

## KIPBURGER MET SZECHWAN CASHEWSAUS

LES:Koken 30 minuten: 5 minuten Grillen: 14 minuten
Opbrengst: 4 porties

CHILI-OLIE GEMAAKT DOOR VERHITTINGOLIJFOLIE MET GEPLETTE RODE PEPER KAN OOK OP ANDERE MANIEREN WORDEN GEBRUIKT. GEBRUIK HEM OM VERSE GROENTEN IN TE BAKKEN OF SPRENKEL ER WAT CHILI-OLIE OVER VOOR HET GRILLEN.

- 2 eetlepels olijfolie
- ¼ theelepel gemalen rode peper
- 2 kopjes rauwe, geroosterde cashewnoten (zie karig)
- ¼ kopje olijfolie
- ½ kopje geraspte courgette
- ¼ kopje fijngehakte bieslook
- 2 geperste knoflookteentjes
- 2 theelepels fijngeraspte citroenschil
- 2 tl geraspte verse gember
- 1 kilo gemalen kip- of kalkoenfilet

SZECHWAN CASHEWSAUS
- 1 eetlepel olijfolie
- 2 eetlepels gehakte bieslook
- 1 eetlepel geraspte verse gember
- 1 tl Chinees vijfkruidenpoeder
- 1 tl vers citroensap
- 4 blaadjes groene of botersla

1. Meng voor chili-olie olijfolie en geplette rode peper in een kleine steelpan. Verwarm op laag vuur gedurende 5 minuten. Haal van het vuur; Laat het afkoelen.

2. Doe voor de cashewboter de cashewnoten en 1 eetlepel olijfolie in een blender. Dek af en mix tot het romig is, schraap de randen naar behoefte af en voeg olijfolie 1 eetlepel per keer toe totdat alle ¼ kopje is gebruikt en de boter heel glad is. Opzij zetten.

3. Meng courgette, lente-uitjes, knoflook, citroenrasp en 2 theelepels gember in een grote kom. Voeg gemalen kip toe; Goed mengen. Vorm het kippenmengsel in vier ½-inch dikke pasteitjes.

4. Plaats de steaks voor een houtskool- of gasgrill op een geolied rooster direct op middelhoog vuur. Dek af en gril 14 tot 16 minuten of tot ze gaar zijn (165 ° F), draai ze halverwege het grillen een keer om.

5. Verhit ondertussen de olijfolie voor de saus in een kleine pan op middelhoog vuur. Voeg bieslook en 1 eetlepel gember toe; kook op middelhoog vuur gedurende 2 minuten of tot de ui zacht wordt. Voeg ½ kopje cashewboter toe (maximaal een week in de koelkast), chili-olie, citroensap en vijfkruidenpoeder. Kook nog 2 minuten. Haal van het vuur.

6. Serveer de empanada op slablaadjes. Sprenkel de saus erover.

www.ingramcontent.com/pod-product-compliance
Lightning Source LLC
Chambersburg PA
CBHW050021130526
44590CB00042B/1451